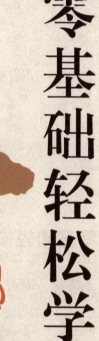

脉诊

零基础轻松学

王维峰 —— 编著

 黑龙江科学技术出版社
HEILONGJIANG SCIENCE AND TECHNOLOGY PRESS

图书在版编目（CIP）数据

零基础轻松学脉诊 / 王维峰编著 . -- 哈尔滨 : 黑龙江科学技术出版社 , 2025. 6. -- ISBN 978-7-5719 -2765-3

Ⅰ . R241.2

中国国家版本馆 CIP 数据核字第 2025VQ3712 号

零基础轻松学脉诊
LING JICHU QINGSONG XUE MAIZHEN

王维峰　编著

责任编辑 / 陈裕衡

出　版 / 黑龙江科学技术出版社
　　　　地址：哈尔滨市南岗区公安街 70-2 号　　邮编：150007
　　　　电话：（0451）53642106　　传真：（0451）53642143
　　　　网址：www.lkcbs.cn

发　行 / 全国新华书店

印　刷 / 三河市龙大印装有限公司

开　本 / 710mm×1000mm　1/16

印　张 / 13

字　数 / 250 千字

版　次 / 2025 年 6 月第 1 版

印　次 / 2025 年 6 月第 1 次印刷

书　号 / ISBN 978-7-5719-2765-3

定　价 / 68.00 元

前　言

　　脉诊作为中医诊断的重要手段，具有悠久的历史和丰富的理论基础。本书以系统的方式介绍了脉学的历史、理论、方法以及常见脉象的鉴别与诊断，旨在帮助读者全面理解和掌握脉诊技术，提高中医诊断的准确性和疗效。

　　在第一章中，首先介绍了脉学奠基人，诸如扁鹊、仓公和华佗等医家及其在脉学方面的贡献。同时，还介绍了脉学理论的崛起，包括《黄帝内经》《难经》《伤寒论》和《金匮要略》等经典著作对脉学的记载，为读者提供了丰富的学习资料。而脉学专著的形成则为脉诊的发展起到了重要的推动作用，如《脉经》和《濒湖脉学》等专著对脉诊的理论和实践都进行了深入的研究。

　　第二章详细介绍了脉诊的原理与方法。首先介绍了脉象的形成原理和构成脉象的主要因素，为后续的脉象鉴别与诊断提供了基础。接着，介绍了正常脉象和病理脉象的辨别方法，包括如何辨别病脉、常见病脉与脉象的鉴别、相兼脉和真脏脉等。同时，还详细介绍了诊脉的方法、调神平息、诊脉的部位、诊脉的体位、诊脉指法、诊脉时间以及诊脉时的错误操作等，这些内容对于初学者具有重要的指导意义。最后，还介绍了诊脉的技巧，以帮助读者更好地掌握脉诊技术。

　　第三章是对常见脉象的鉴别与诊断的详细介绍。本书将脉象分为浮脉类、沉脉类、迟脉类、数脉类、虚脉类和实脉类，针对每一类脉象进行了具体的分析和比较。通过学习这些常见脉象的特征和主病、主证，读者可以更准确地判断患者的病情并制定相应的治疗方案。

　　最后，第四章将脉象诊断与常见病症结合起来，为读者提供了一些常见病症的脉象诊断方法，如肺系病症、脾胃病症、肝胆病症、心脑病症以及肾膀胱病症等。这些内容可以为中医从业者提供一定的参考和指导，以帮助其准确地诊断疾病。

　　本书通过对脉学的历史、原理、方法以及常见脉象的鉴别与诊断的详细介绍，为读者提供了一本全面而实用的脉诊教材。希望读者能够通过阅读学习本书，更好地理解和运用中医脉诊技术，为健康服务。同时，也希望本书能够对中医脉诊的研究和发展起到一定的推动作用。祝愿读者在学习和实践中取得丰硕的成果！

编　者

目 录

第一章

历史悠久的中医脉诊

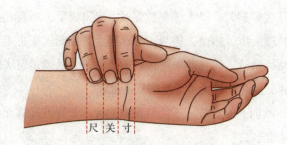

尺 关 寸

脉学的奠基人

扁鹊

扁鹊被认为是我国运用脉诊方法进行疾病诊断的先驱，这一说法在西汉时期司马迁所著《史记·扁鹊仓公列传》中有所记载"至今天下言脉者由扁鹊也"，并据此认为脉诊起源于公元前 5 世纪左右扁鹊生活的时代。

扁鹊，姓秦名越人，生活在春秋末期至战国初期。据《史记》记载，长桑君曾经传授其医术，此后他以优异的医疗技术闻名于世。在长期的医疗实践中，他积累了丰富的经验，尤其擅长治疗内科、妇科、儿科和五官科疾病。

有一次，扁鹊通过望诊，仔细观察了齐桓公的身体状况，从腠理到血脉，再到脏腑，最终到骨髓的发展全程，来判断他的病情。然而，齐桓公没有听取他的建议，病情恶化，最终不治而亡。

还有一次，赵简子患了"五日不知人"的病，其他医生都不敢诊治，而扁鹊通过切脉，预测赵简子的病情不出三日将会好转。果然经过其治疗，赵简子两日半便苏醒了。

此外，扁鹊路过虢国时，虢太子突然昏厥，半日以后，所有人都认为他已经去世了，准备为他处理后事。然而，扁鹊详细诊察后，判断太子患上了"尸厥"病，类似于现在的休克或晕厥。他立即采用针刺进行救治，并通过熨法回阳固脱，接着使用汤液进行温养。最终，虢太子重新恢复了意识。

《淮南子·泰族训》曾记载："所以贵扁鹊者，非贵其随病而调药，贵其摩息脉血，知病之所从生也。"

扁鹊在诊察疾病时，采用了中医的全面诊断技术，后来总结为四诊法：望诊、闻诊、问诊和切诊。当时，扁鹊称其为望色、听声、写影和切脉，其中尤以望色和切脉最为擅长。扁鹊的贡献既奠定了中医学切脉诊病方法的基础，同时也开创了中医脉诊的先河。

仓公

仓公，姓淳于，名意，齐国临菑（今山东淄博东北）人。由于曾任齐国的太仓长一职，所以被人尊称为仓公。仓公先后追随公孙光和公乘阳庆学习，公乘阳庆向其传授了黄帝、扁鹊脉书和《五色诊病》等秘笈。仓公在治学上一直保持着严谨的态度，不爱慕虚荣，不追名逐利。在其后来诊治疾病时常用"五色诊病"及脉诊等方法，在脉学方面仓公被视为承前启后的重要人物。

仓公不仅是著名的医学家，而且是热心的医学教育家。据《史记·扁鹊仓公列传》记载，有宋邑、冯信、杜信、唐安，甚至包括当时太医高期、王禹等也曾跟其学习。医圣张仲景在《伤寒杂病论》序文中也曾提及仓公，可见其在中医学中的成就。为此司马迁在《史记》中专门为其列传并记载其医案，医案中记载了患者姓名、职业、里籍、疾病症状、脉象、诊断、治疗方式和预后推断等情况，从中反映了淳于意高超的医术，这些医案的记载称为"诊籍"，是中国现存最早的病史记录；而且在这些医案记录中，既有其成功病例，也客观记载了一些未成功救治的病例，显得尤为可贵。

仓公善于使用脉诊和针药结合诊治疾病，提出"脉法不可胜验"。据记载，齐国北宫司空的夫人生病，当时许多医者都认为是风邪进入体内引起的疾病，病根在肺部，于是针刺治疗。仓公为其诊脉后认为她得的是疝气病，疝气影响膀胱，导致大小便困难并失禁，尿液颜色赤红。于是，仓公在其足厥阴肝经施以灸法，左右各一穴，夫人就不再小便失禁，尿液颜色也变清，小腹疼痛消失。然后仓公又予以火齐汤三剂，三天后疝气消散，该病痊愈。

此外，仓公还用脉诊研判病情，认为"治病人必先切其脉，乃治之。败逆者不可治，其顺者乃治之"。如齐国一位名叫破石的中郎生病，仓公为其诊脉，诊过之后，认为破石的病是由于从马上摔下来跌在石头上所引起的，内部受伤，最后会出血而死。所以对他说："你的肺部受伤，不能医治，你会在十天以后的丁亥日尿血而死。"此后过了十一天，他果然尿血而死。

▪ 华佗

华佗，字元化，是东汉末年著名的医学家，因他精专医术，后人常以"华佗再世""元化重生"来赞誉精通医术的人。华佗首创在全身麻醉术下施行外科手术，在长期医疗实践中，他发明了麻沸散，为世界麻醉药物的发展开辟了先河。华佗的医术非常全面，尤其擅长外科手术，并且在儿科、针灸、内科和妇科等各个领域都有所涉猎，且颇有成效。他精通手术、药方、针灸和养生等各种治疗手段，因此被后人尊称为"外科圣手"和"外科鼻祖"。除了擅长治疗疾病外，华佗还特别提倡保养之道，发展了前人"治未病"的理论，并开创了一种名为"五禽戏"的锻炼方法。华佗认为人体需要适度地运动，但不宜过度，通过适当的运动可以消除疲劳、促进血液循环、预防疾病从而保持健康。

关于华佗的医术，有记载称他在脉诊方面有如神验。他在《中藏经》《华佗神医秘传》等著作中阐述了寸口三部脉法、脏腑脉象、阴阳脉象等脉诊理论，这些著作对脉诊理论有着重要的贡献，并被后世广泛传承和发展。如有一次，李将军的夫人病得很严重，召唤华佗切脉，华佗诊脉后说："腹中胎儿已经受到伤害但未能产下。"将军说："胎儿确实受到伤害，但已经产下。"华佗切脉后坚持己见，将军不以为然。百余日后夫人又发病，再召唤华佗，华佗说："此脉相确是有胎儿的。"认为腹中应有两胎，一胎生出，由于血出过多，导致另一胎未及时产下。现胎儿已死，血脉不能回复。遂施以汤药，并进行针刺等方法处置，产下一具死胎后，病人痊愈。

此外，相传华佗还为曹操治疗头风（头痛），华佗为其针刺且应手而愈。但最后还是被曹操所杀。

脉学理论的崛起

《黄帝内经》中关于脉学的记载

我国现存最早的古典医学巨著《黄帝内经》是一部全面阐述中医理论的重要著作，后世较公认其成书于西汉时期，汇集了先秦和战国时期医家的学术思想、医学知识和医疗经验。在脉学方面，该书综合了当时各家脉学的论述，保留了不同的学术观点和方法。

《黄帝内经》中有专篇论述脉学的章节，如《素问·玉版论要》《素问·脉要精微论》《素问·平人气象论》《素问·玉机真藏论》《素问·三部九候论》《灵枢·论疾诊尺》等。

其中，《素问·玉版论要》主要介绍了现在已经失传的两部古代医书：《揆度》和《奇恒》。介绍了这两部医书中关于病色在面部的表现和逆顺变化，以及各种脉象所主的疾病与预后的内容。

《素问·脉要精微论》主要是对脉诊的论述。强调诊脉时要注意时间的选择，注意与察色相结合；脉象与天体运转相适应，因此四时阴阳变化会在脉象上显现，同时人体内阴阳之气的变化也会在梦境中反映出来；还阐述了疾病的生成与发展，并对疾病的新旧进行了评判；另外还论述了诊脉的方法，以及各种脉象与所主疾病。

《素问·平人气象论》主要从脉象的角度论述了正常人的表现；论述了如何通过脉象与呼吸的对比，判断人体的健康程度；如何从四季脉象中了解胃气的变化；从寸口脉的表现判断疾病；五脏出现真脏脉时的死亡日期规律；与四时相逆脉象的表现；五脏常脉、病脉和死脉的表现等。

《素问·玉机真藏论》主要论述了春、夏、秋、冬四季脉象的表现；其次叙述了病邪在五脏的传变规律；阐释了真脏脉象，并依照真脏脉来时之象，判断疾病预后；脉象若与四时相逆，人体则会出现五实、五虚的情况，并指出实者能令邪气去，虚者能令胃气复，便可转危为安。

《素问·三部九候论》从天、地、人相互联系的角度讲述对疾病的诊断，记载了三部九候的部位及所属之脏腑，以及用三部九候诊脉法诊断疾病的一般原则；还阐述了用七诊与三部九候合参的方法来判断疾病的预后，以及脉象的冬阴夏阳及其在临床上的应用。

《灵枢·论疾诊尺》主要论述通过观察患者眼睛的色泽变化和诊察患者尺脉的缓急、大小、滑涩，以及肌肉的坚实和脆弱程度来推测身体内在病变的方法；以及通过观察眼睛络脉之色推测患者的预后，通过观察体表络脉的搏动与颜色判断所生之疾病等。

总体而言，《黄帝内经》中涉及了多种诊脉察病方法，包括经络脏腑遍诊法、三部九候诊法、人迎寸口脉法等。

1 经络脏腑遍诊法

《黄帝内经》认为，十二经脉、五脏六腑都有相对固定的脉象特征，以此可反映经络、脏腑功能活动情况。《素问·平人气象论》指出，根据脉搏的特征可以观察到肝脉弦、心脉钩（洪）、脾脉濡、肺脉毛（浮）、肾脉沉等五脏的脉象，正常状况下脉象均兼有和缓、从容、有力的特点，称为脉有"胃气"，并以胃气多少作为判断病情轻重的指标，即有胃则平，胃少则病，无胃则死。《素问·大奇论》不仅指出五脏脉的大、小、缓、急、滑、涩变化所出现的不同病症，同时亦指出经络异常所出现的病症，如其中提到心脉满而大，表明心经热盛，耗劫肝阴，心神被扰，筋脉失养，故发生癫痫、手足抽搐等症状；肝脉小而急，表明存在肝血虚而寒滞肝脉、血不养心的问题，也可能导致筋脉拘挛等症状的出现。如果肝脉紊乱迅急，说明是突然受到惊吓，受到惊吓时脉搏可能一时按不到，如同失音一样静无声息，是受惊气逆而致脉气不通的现象，无须治疗，脉气恢复就会自愈。

　　《黄帝内经》中根据十二经脉阴阳多少及十二经脉脉动部位提出了"十二经脉遍诊法"：一阳为少阳，手少阳三焦经（脉动部位为阳池，下同）、足少阳胆经（丘墟）；一阴为厥阴经，手厥阴心包经（大陵）、足厥阴肝经（太冲）；二阳为阳明，足阳明胃经（解溪）、手阳明大肠经（阳溪）；二阴为少阴，手少阴心经（神门）、足少阴肾经（大钟）；三阳为太阳，手太阳小肠经（后溪）、足太阳膀胱经（束骨）；三阴为太阴，手太阴肺经（太渊）、足太阴脾经（太白）等，经络脏腑法必须全面地诊察十二经脉的脉动部位，才能了解十二经脉及其相应脏腑的病情。如图1-1、图1-2所示。由于此法过于繁琐，后来逐渐被淘汰。

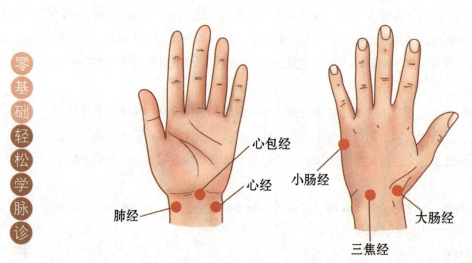

图1-1　十二经脉遍诊法常用手腕部图

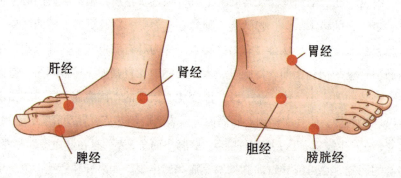

图1-2　十二经脉遍诊法常用足部图

2 三部九候诊法

该法是诊上（头）、中（手）、下（足）三部有关的动脉，而上、中、下三部又包括天、地、人三候，三三为九，所以称为"三部九候诊法"，如图 1-3 所示。号脉时主要观察脉象与形体之间是否相应，上、中、下，左、右是否相应，就像《素问·三部九候论》中提过，形体粗壮的人，脉搏反而细弱，呼吸困难，表示存在危险；而体型瘦弱的人，脉搏反而强大，胸中积聚过多气息，这可能是死亡的征兆。一般来说，体型与脉搏相符的人身体状态较健康，而脉搏混乱不协调的情况则表示存在疾病，如果三部九候都出现问题，则可能导致死亡。当出现上下左右脉搏不平衡、不协调的情况时，可能预示着疾病的严重性，就像捣谷时春杵不齐一样。如果发现

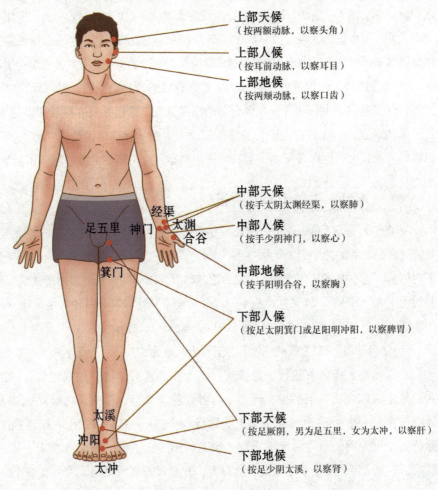

上部天候
（按两额动脉，以察头角）

上部人候
（按耳前动脉，以察耳目）

上部地候
（按两颊动脉，以察口齿）

经渠
足五里 神门 太渊
合谷

箕门

中部天候
（按手太阴太渊经渠，以察肺）

中部人候
（按手少阴神门，以察心）

中部地候
（按手阳明合谷，以察胸）

下部人候
（按足太阴箕门或足阳明冲阳，以察脾胃）

太溪
冲阳

太冲

下部天候
（按足厥阴，男为足五里，女为太冲，以察肝）

下部地候
（按足少阴太溪，以察肾）

图 1-3 三部九候诊法

上下左右脉搏相差甚大，并且呼吸节律混乱，无法计数，这可能是死亡的征兆。即使中部脉搏独自平稳，但与其他脏器的脉搏不协调，也可能是死亡的征兆。眼眶凹陷可能表明精气衰竭，也是死亡的征兆。

三部九候诊法是从经络脏腑遍诊法发展而来的，但是它的诊察范围不太广泛，未能包括五脏六腑及十二经脉，所以这种方法已经很少被应用。

3 人迎寸口脉法

人迎寸口脉法是通过比较人迎脉（颈动脉）与寸口脉（桡动脉）之间的大小来判断疾病属性的方法。《灵枢·终始》中提及，所谓终始以十二经脉为纲纪，切按体察人迎、脉口，就可知道五脏六腑的阴阳有余还是不足，健康人的脉象与四时相应，人迎与脉口也是相互呼应的，往来不息，六经的脉搏动而不止，这就说明人体阴阳平衡，健康无病。可以说，人迎寸口脉法比三部九候诊法更为简明扼要。通过诊人迎、寸口之脉可以知道全身表里内外、十二经脉的病变，为遍诊法发展到寸口诊法奠定了基础。

《黄帝内经》中提及的寸口脉法主要是看脉的长、短、数、迟、滑、涩、浮、沉等，以研究它的主病和各种病脉合并的临床意义。这里并没有提及寸口分寸、关、尺三部的说法，但《黄帝内经》的脉学理论为中医学脉诊学说的建立与发展做出了卓越的贡献，为后世医者提供了宝贵的知识财富，对中医学的发展起到了指导作用。

☞ 《难经》中关于脉学的记载

《难经》，原名《黄帝八十一难经》，中医理论著作，共3卷，传说为扁鹊所作。"难"是"问难"之义，或者可以作为"疑义"解。"经"就是指《黄帝内经》，即问难《黄帝内经》。这本书就是在《黄帝内经》的基础上，以问答解释疑难的形式编写而成，共讨论了81个问题，故又称《八十一难》，全书所述以基础理论为主，还分析了一些病证。其中一至二十二难为脉学，二十三至二十九难为经络，三十至四十七难为脏腑，四十八至六十一难为疾病，六十二至六十八难为腧穴，六十九至八十一难为针法。

在《难经》中，有这样一段描述："十二经皆有动脉，独取寸口，以决五藏六府死生吉凶之法，何谓也？然。寸口者，脉之大会，手太阴之脉动也。人一呼脉行三寸，一吸脉行三寸，呼吸定息，脉行六寸。人一日一夜，凡一万三千五百息，脉行五十度，周于身。漏水下百刻，荣卫行阳二十五度，行阴亦二十五度，为一周也，故五十度，复会于手太阴。寸口者，五藏六府之所终始，故法取于寸口也。"这段话的意思是说，十二经脉都有搏动的脉，寸口（腕部）的脉搏被认为是反映周身脏腑功能状态的重要部位之一，单独切按寸口脉搏可以诊察五脏六腑的生死吉凶迹象。这是什么意思呢？寸口是十二经脉之气汇聚集合之所，也是手太阴经经脉的搏动之处。健康人一次呼气，脉气在体内行走三寸，一次吸气，脉气再行三寸，当呼吸完成一次时（指呼吸定息），脉气总共行走六寸。一个人在一昼夜中，大约有一万三千五百次呼吸，经脉之气行走五十周，环绕于全身。在水漏下百刻的时间内（刻为时间单位），体内的营卫（指气血）在白天循行人体二十五周次，在夜晚循行人体二十五周次，在一昼夜循行五十周次，合称作一周。因此，五十周的脉搏再次会合于手太阴经寸口处。寸口是五脏六腑营卫气血循环起始和终止之处，所以独取寸口进行诊脉即可。

《难经》中关于脉学最主要的贡献就是提出了"独取寸口诊脉法"，并且首先论述了寸口诊脉的三部九候。书里写道："三部者，寸、关、尺也；九候者，浮、中、沉也。"但是在寸口脉分部中，只在寸、尺之间，没有关，寸主阳，尺主阴，关为阴阳之界，对寸口脉法的三部定位问题尚未解决。同时，《难经》也提出浮为阳，沉为阴；心肺在浮，肝肾在沉，脾在中。发展为五脏的"浮沉定位法"，更强调了尺脉主肾、命门的重要性，为后续医学典籍提供了一定的参考。

"独取寸口脉法"由《难经》提出，但其理论之完善或概念之完整，应结合其他典籍综合论述。

寸口，又称脉口、气口，位于两手桡骨茎突（桡骨靠近手腕处高凸的部位），寸口脉是指在腕后高骨内侧的一段桡动脉搏动。通过诊察脉搏的情况，就能推测出人体的生理和病理状况，这是一种诊察方法。

寸口脉包括寸、关、尺三个部位，如图1-4所示。桡骨茎突内侧是关的位置，

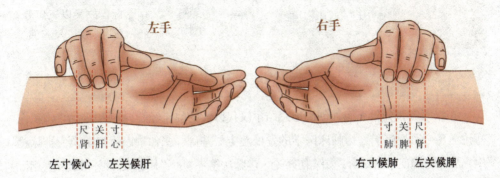

图1-4 寸口脉示意图

关的前方（腕侧）是寸，关的后方（肘侧）是尺。左右手各有寸、关、尺三个部位，总共六个部位。三部又分别有浮、中、沉三候，共有九候。由此可以看出，独取寸口诊脉法所说的三部九候与三部九候诊法虽然名字相同，内容却并不相同。独取寸口脉一般按照寸、关、尺来分候脏腑，以此来反映各脏腑的功能变化。下面是各个典籍中关于此部分内容的介绍，见表1-1。

表1-1　典籍中关于寸、关、尺分候脏腑的介绍

典籍	寸		关		尺		注解
	左	右	左	右	左	右	
《难经》	心	肺	肝	脾	肾	肾	大肠、小肠配肺、心是表里相属，右肾属火，因此右尺也候命门。
	小肠	大肠	胆	胃	膀胱	命门	
《脉经》	心	肺	肝	脾	肾	肾	一
	小肠	大肠	胆	胃	膀胱	三焦	
《景岳全书》	心	肺	肝	脾	肾	肾 小肠	大肠配左尺是金水相从；小肠配右尺是火居火位。
	心包	膻中	胆	胃	膀胱 大肠	三焦 命门	
《医宗金鉴》	心	肺	肝	脾	肾	肾	小肠配左尺，大肠配右尺，是以尺候腹中的部位相配，故又以三焦分配寸、关、尺三部。
	膻中	胸中	胆膈	胃	膀胱 小肠	大肠	

👉 《伤寒论》《金匮要略》中关于脉学的记载

东汉医家张仲景充满独创性地总结了汉代以前的临床经验，撰写出医学巨著《伤寒论》《金匮要略》，为临床医学的发展奠定了基础。张仲景以阴阳学说为辨脉总纲，辨脉与辨证紧密结合，如《伤寒论·辨脉法第一》："凡脉大、浮、数、动、滑，此名阳也；脉沉、涩、弱、弦、微，此名阴也。凡阴病见阳脉者生，阳病见阴脉者死。"

零基础轻松学脉诊

从中就可以知道，张仲景的脉诊方法不仅限于"寸口"脉，还常常观察颈人迎和足跗阳两个部位的脉象变化，仲景三部脉法就是这三者的结合。他通过观察切按人迎、寸口、跗阳之脉象来推测肾气的盛衰和胃气的有无，为判断疾病的转归和预后提供了较为可靠的证据。同时，他将各种脉象分为阴阳两大类。如图 1-5 所示。

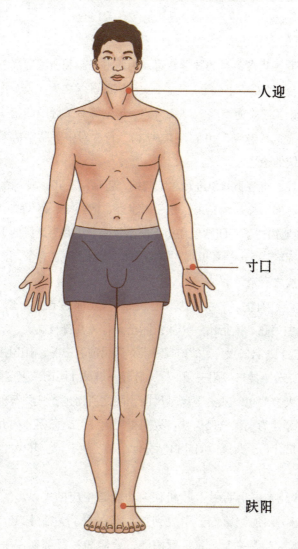

人迎

寸口

跗阳

图 1-5　仲景三部脉法示意图

三部诊法是诊察颈人迎、手寸口、足跗阳三个部位的脉象变化以推测病情的一种方法，临床中可以以此来观察寸口脉无脉搏或者病情危重的病人。如果两手寸口脉非常轻微，而趺阳脉仍然有一定力量，表明患者的胃气还没有耗尽，尚有医治的可能。如果趺阳脉难以触及，那么说明患者的胃气已经消失，则难以治疗。

脉学专著的形成

《脉经》

《脉经》是我国现存最早的脉学专著，为西晋王叔和所编写。王叔和利用担任吴国太医令的机会，博览群书，砥志研思，集汉以前脉学之大成，选录了《黄帝内经》《难经》《伤寒论》《金匮要略》以及扁鹊、华佗等有关脉学的论述，结合自己的临床实践，最终著成《脉经》10卷，共97篇，首次对中医脉学从理论到临床运用进行了全面、系统的论述。

首先，《脉经》将各类脉象进行总结归纳，包括浮、芤、洪、滑、数、促、弦、紧、沉、伏、革、实、微、涩、细、软、弱、虚、散、缓、迟、结、代、动等，合计为24种，准确地描述了不同脉象在指下的感觉差异，并对诸脉的形象进行区别，得到比较明确的标准，便于学者识别和掌握。如"浮脉：举之有余，按之不足"；"沉脉：举之不足，按之有余"。

其次，《脉经》确立了"寸口脉"寸、关、尺三部的定位问题，《脉经·分别三关境界脉候所主第三》中指出："从鱼际至高骨（其骨自高），却行一寸，其中名曰寸门。从寸至尺，名曰尺泽，故曰尺寸。寸后尺前名曰关，阳出阴入，以关为界。阳出三分，阴入三分，故曰三阴三阳。"《脉经·辨尺寸阴阳荣卫度数第四》中言："尺寸者，脉之大会要也。从关至尺是尺内，阴之所治也；从关至鱼际是寸口内，阳之所治也。故分寸为尺，分尺为寸。故阴得尺内一寸，阳得寸内九分。尺寸终始一寸九分，故曰尺寸也。"这说明寸口脉分寸、关、尺三部，其中寸、关各占六分，尺部占七分。

再次，《脉经》提出两手六脉和脏腑功能是相应的关系。《脉经·两手六脉所主五脏六腑阴阳逆顺第七》中提到：心部在左手关前寸口，属手少阴经，合小肠腑；肝部在左手关上，属足厥阴经，合胆腑；肾部在左手关后尺中，属足少阴经，合膀胱腑；肺部在右手关前寸口，属手太阴经，合大肠腑；脾部在右手关上，属足太阴经，合胃腑；肾部在右手关后尺中，属足少阴经，合膀胱腑。如图1-6所示。

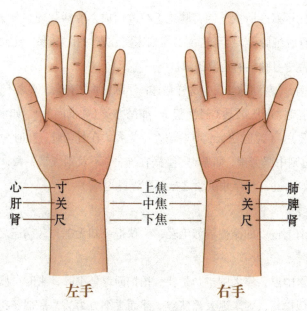

心　—　寸　————　上焦　————　寸　—　肺
肝　—　关　————　中焦　————　关　—　脾
肾　—　尺　————　下焦　————　尺　—　肾

左手　　　　　　　**右手**

图1-6　寸口脉与内脏功能相应示意图

👉 **《濒湖脉学》**

王叔和所著的《脉经》被认为是脉学发展的巅峰之作，但由于其理论精深、内容广泛，要深入理解和全面掌握并非易事，而且由于篇幅较大，因此《脉经》并没有在当时广泛流传开来。

在六朝之后，有人冒用王叔和的名字（多认为系五代高阳生托名所作），编写了一本名为《脉诀》的著述，该书主要内容摘自王叔和的《脉经》，以有韵律的四言歌诀简明扼要地阐述脉象、脉理、脉法及其临床意义。因其通俗易懂，《脉诀》在宋元时期流传甚广，甚至有人传言说《脉诀》的出现让《脉经》相形见绌。然而，《脉诀》只是一本造假的作品，它虽文笔简朴，但内容鄙浅，谬误较多，所以有不少医家对其做过订正，书中观点，后世颇有微词，《濒湖脉学》即是对这种攻讦的总结。

《濒湖脉学》由明代著名医家李时珍撰写。此书以歌赋体形式创作，分为《七言诀》和《四言诀》两部分。它按照体状诗、相类诗和主病诗的顺序，以歌赋的形式详细描述了27种脉象的节奏、频率、形状和位置特征等。全书采用韵语体裁编辑的歌诀，易于口诵和记忆。《七言诀》阐述了浮、沉、迟、数、滑、涩、虚、实等27种脉象的形态、主病以及类似脉象的鉴别方法。《四言诀》是李时珍的父亲李言闻根据宋代崔嘉彦所撰《四言脉诀》校改而成，囊括脉理、脉法、五脏平脉、杂病脉象以及真脏绝脉等内容。这本书与临床实践密切相关，易于记忆，并广泛传播，成为入门中医者学习脉学的重要工具。

以浮脉为例，《濒湖脉学》中这样描述：浮脉，举之有余，按之不足（《脉经》）。如微风吹鸟背上毛，厌厌聂聂（轻泛貌），如循榆荚（《素问》），如水漂木（崔氏）。如捻葱叶（黎氏）。（浮脉法天，有轻清在上之象，在卦为乾，在时为秋，在人为肺。又谓之毛。太过则中坚旁虚，如循鸡羽，病在外也。不及则气来毛微，病在中也。《脉诀》言：寻之如太过，乃浮兼洪紧之象，非浮脉也。）

【 体状诗 】

浮脉惟从肉上行，如循榆荚似毛轻，三秋得令知无恙，久病逢之却可惊。

【 相类诗 】

浮如木在水中浮，浮大中空乃是芤。拍拍而浮是洪脉，来时虽盛去悠悠。
浮脉轻平似捻葱，虚来迟大豁然空。浮而柔细方为濡，散似杨花无定踪。

【 主病诗 】

浮脉为阳表病居，迟风数热紧寒拘。浮而有力多风热，无力而浮是血虚。
寸浮头痛眩生风，或有风痰聚在胸。关上土衰兼木旺，尺中溲便不流通。

第二章

脉诊的原理与方法

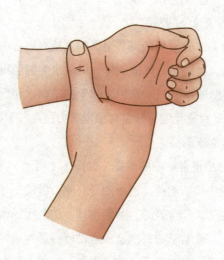

脉象简介

👉 脉象形成的原理

脉象是指脉搏的形象与动态。脉象的形成与心脏的搏动、气血的运行以及五脏的协同有直接关系。人体的气血通过经脉贯通全身，内连脏腑，外达肌表，不断循环。所以，脉搏形态可以反映全身脏器和精气神的整体状况。

1 心脏搏动是形成脉象的动力

心脏是人体的泵，通过不断收缩和舒张将血液输送到全身各个部位。心脏每收缩一次都会产生强大的力量，这种强大的力量将血液推送到动脉中，从而形成脉搏。心脏搏动的节律和力度决定了脉搏的频率和强度。正常心脏搏动有一定的节律，每一次收缩都会产生一次脉搏，脉搏的节律是心脏搏动的外在体现。此外，心脏搏动促使血液在血管中流动，血液流动可以产生一定的压力，这种压力使得血管壁有所舒张和收缩，从而形成了脉象。因此，心脏搏动是形成脉象的动力，它不仅产生了推动血液流动的力量，还决定了脉搏的频率、强度和节律。

2 气血运行是形成脉象的基础

气血运行的通道是脉管，气的调节会影响血液在血管中的正常运行，血液的运行则依赖于气的推动。血液作为气的载体，同时也为脉管提供所需的养分以维持其功能。因此，气血在脉管中的流动是形成脉象的基础，相反，气血的状况也可以从脉象上看出。比如，气血充足时，脉象会稳定有力；气血不足时，脉象会细弱无力；气滞血瘀时，脉象会涩滞不畅。

3 五脏协同是形成正常脉象的前提（如图2-1所示）

血液能够在脉管中持续运行，遍布周身，除心脏的主导和推动作用之外，其他四脏的协调和配合也是非常重要的。肺朝百脉，主气司呼吸，可以通过参与宗气的生成来调节气血运行，有助于心脏推动血液循环。脾胃负责接纳和消化食物，是气血生化的源头，决定了脉象中是否存在"胃气"。脾主统血，确保血液在血管中正常循环而不外溢。肝主藏血，可以调节血液的循环量，防止出血，并通过肝主疏泄的功能使气血畅通无阻。肾藏精，是元阴和元阳的根源，为脉象之根。此外，肾精可以转化为血液，是血液生成的重要来源之一。因此，正常脉象的形成需要五脏功能的协调和配合。

零基础轻松学脉诊

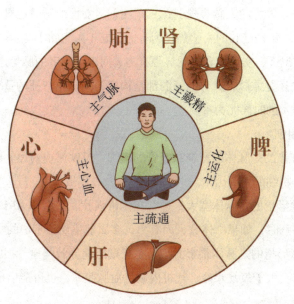

肺　肾
脾
心
肝
主气脉　主藏精
主运化
主心血
主疏通

图 2-1　五脏协同

👉 构成脉象特征的主要因素

构成脉象特征的主要因素，可归纳为长短、速率、深浅、粗细、强弱、节律、紧张度和流利度八个方面，这也是诊脉时应当细心体察的要点。

1 脉位的深浅

不同性质的病证会导致脉位的深浅不同。如浮脉的脉位通常较浅，而沉脉的脉位深。根据疾病部位，浮脉通常与外感初期的表证相关，而沉脉则与内部病变相关。此外，患者的体型和气候变化也可能影响脉位的深浅。

寸、关、尺的脉位深浅也有所不同，两手的寸脉相对于关脉和尺脉来说较浅，而尺脉相对于寸脉和关脉来说则较深。需要注意的是，脉位的深浅没有严格的界限，只是相对而言。在临床诊脉时，需要运用不同的指力去触摸不同深浅的脉位，以全面评判脉象。每一种脉象都有其相应的脉位深浅，诊脉时需要仔细观察和评估。

2 脉势的强弱

脉势的强弱指的是脉象搏动时应指的力量大小，也称为脉势。影响脉势的因素通常有四种：一是体质，通常重视锻炼、体格健壮的人脉势较强，应指有力；而体质较差的人脉势较弱，应指无力；二是工作性质，体力劳动者的脉势较强且有力，而脑力劳动但缺乏锻炼的人脉势较弱；三是性别，女性的脉势比男性弱，应该用力触摸；四是年龄，年轻健壮的人脉势较为有力，老年人和幼小儿童的脉势相对较弱。此外，在病理情况下，实证患者的脉势强有力，而虚证患者的脉势通常较弱且无力。

无论是单脉还是兼脉，脉势的强弱都是构成不同脉象特征的重要因素之一，尤其在辨别病证虚实的时候尤为重要。

3 脉形的粗细

脉形的粗细指的是脉体的宽窄和血管的粗细，反映气血对血管的充盈程度，这些都是影响脉象粗细的主要因素。

第一，粗脉形指的是脉体宽大，通常在体格强壮、从事体力劳动和经常锻炼的人中出现。当患病时，如果脉体宽大而有力，多属邪盛而正不虚的实证。

第二，细脉形指的是脉体狭窄而细，是长期患病导致气血亏损的脉象特征。然而，在秋冬季节，由于气候寒冷、气机内敛、血脉收缩，也可能出现较细的脉象。

4 脉形的长短

脉形的长短指的是脉位的长短。衡量脉位长度的标志是触诊时三指分布的密度。身材高大的人，脉位较长，触诊时指间应该较为稀疏，如图 2-2 所示。身材矮小的人，脉位较短，触诊时指间应该较为紧密，如图 2-3 所示。小儿的寸口脉位置短，在诊脉时需要用"一指定三关"法，如图 2-4 所示，就是需要医生用右手食指或者拇指的指腹按在小儿的寸口部进行诊脉。

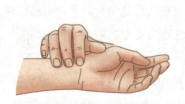 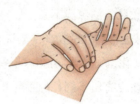 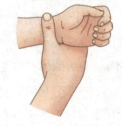

图 2-2　指间稀疏　　　图 2-3　指间紧密　　　图 2-4　"一指定三关"
　　　　　　　　　　　　　　　　　　　　　　　　　　　　　法诊脉

5 脉搏的速率

脉搏的速率是脉搏在单位时间内跳动的次数。心脏在心跳的驱动下，有规律地将气血排入经脉，从而产生脉搏的速率，因此气血的运行和心脏的搏动直接影响脉搏的速率。

第一，生理状态下，成人的脉率相对稳定。然而，在特定情况下，脉率会有变化，如体力活动、情绪激动、进食和饮酒等，都可以使脉率加快。

第二，病理状态下，无论是实热还是虚热，都可以加快气血的运行，导致脉率加快。

第三，年龄方面，儿童的脉率相对较快。

第四，性别方面，女性的脉率较男性要快，孕妇的脉率会相对加快。

第五，季节方面，夏季的脉率较冬季的脉率快。

6 脉搏的节律

正常的脉象应该是均匀、从容而有节律的。脉搏的节律均匀是因为心脏有规律地跳动，脉内气血有规律地循环运行。然而，当脏气衰微、气血亏损导致气血循环不畅，或者出现痰食、瘀血、疮疡肿痛、寒痰凝滞等情况时，就会出现脉律失常、不均匀的脉象特征，如促脉、结脉、代脉等。年轻人偶尔出现脉律不齐而没有其他症状时，不一定是病态表现。此外，过度吸烟、过量饮酒等也可能导致脉搏节律不齐。

7 脉管的紧张度

脉管的紧张度是指血管壁的弹性程度，对脉象特征有着重要影响。如弦脉、紧脉、革脉等，都是由于血管紧张度较高，脉搏触之坚硬。而虚脉、细脉、濡脉、微脉、弱脉等，则是由于血管壁紧张度降低，失去了正常的弹性。

在某些状态下，血管的紧张度也会发生变化。如情绪愉快、心情舒畅时，血管的紧张度可能稍微降低，而在愤怒时，血管的紧张度可能增强。相比于年轻人，老年人的血管紧张度可能更高。相比于春夏季节，寒冷的冬季血管的紧张度也可能更大。

8 脉搏的流利度

脉搏的流利度指的是脉象在指压时的顺畅程度。脉象的流利程度主要取决于气血运行的状况。当身体健康、气机调畅、阴阳气血充足、血管健康时，脉道内的气血运行就会顺畅，脉象往来流利。

第一，生理状态下，体格强壮，气血充足的人与体质较弱，气血不足的人的脉搏流利度可能不同。孕妇需要滋养胎儿，因此与一般妇女的脉搏流利度可能有所不同。春夏季节阳气充盛，气候温热，气血运行流畅，脉搏流利度较高；而秋冬季节气候寒凉，邪气盛实，气血运行受阻，脉搏流利度较低。

第二，在病理状态下，气滞、血瘀、精血不足的患者，血液的流动会受到阻碍，脉搏的流利度较低。

正常脉象

1 正常脉象的表现及特点

正常脉象即平脉，其表现是三部皆有脉，一息四至（闰以太息五至，相当于60～90次/分），脉搏不浮不沉，大小刚好，既从容缓和，又柔和有力，且节律相同。相对来说，尺脉较沉而且有一定的力量，会随着生理活动和气候环境的不同而做出相应的变化。

平脉的特点是有胃气、有神、有根。

脉有胃气：胃是水谷之海、后天之本，也是气血的源头。人体以胃气为基础，有胃气则生命健康，胃气不足则容易生病，没有胃气则会导致死亡；脉搏也以胃气为基础，胃气充盈则健康，不足则有病，无胃气则无法维持生命。脉搏形态从容、和缓、流利，是有胃气的基本特征。即使是病态脉搏，无论是浮数还是沉迟，只要有缓和之象，就表示有胃气。观察脉搏形态，对于判断脾胃功能、气血盛衰及疾病的进退有一定的临床意义。

脉有神：心主血而藏神，脉是血液储存和流动的载体，血液和脉搏是神气的基础，神气依赖于血液和脉搏的功能。因此，健康人的脉搏必然有神。脉搏有神的主要特征是柔和有力、节律整齐。即使是弱、弦的脉搏，弱、弦之中仍带有柔和之象和节律整齐的特点，仍然可以被认为有神。观察脉搏形态是否有神，可以判断心气的盛衰和全身神气的得失。

脉有根：肾是人体的先天之本、脏腑组织功能活动的原动力，储藏元阴、元阳。因此，当肾气充足时，脉搏会表现有根的特点。脉搏有根的主要表现是沉取有力，尤其在尺部可以更为明显地感知。即使是在重病时，尺脉仍然滑实有力，这表明肾气尚存，还有生机。因此，通过观察脉搏形态是否有根，可以判断肾精的盈亏和肾气的衰败程度。

总之，脉有胃、神、根，这是构成正常脉象的必要三要素。这三者互补，不能被单独分开。如果脉搏和缓有力，节律一致，并且在尺部能够感觉到，这意味着胃、神、根的功能状态较为平衡和正常。即使在患病时，只要精气尚未耗竭，生机依然存在，预后仍然较好。

2 脉象的生理变异

脉象是人体全身功能状态的综合反映。因此，人体内外的环境因素和脉象是存在密切关系的，人体内外的环境因素也会影响正常脉象的生理变异。见表2-1。

零基础轻松学脉诊

表 2-1　影响正常脉象的因素

影响因素	具体说明
四季气候	外界环境的变化不断地影响着人体的生命活动，而人体通过生理性调节来适应这种变化，这种适应反映在脉搏形态上。因此，正常人的脉象会随着四季的变化而发生春微弦、夏微洪、秋微浮、冬微沉的变化。这种应时之脉表明身体处于无病状态，与之相反的脉象变化可能提示存在疾病。
地理环境	地理环境能够影响脉象。在北方，地势高峻，空气干燥，气候偏寒，人体的肌肉组织相对紧缩，因此脉搏往往更沉实；在南方，地势低洼，气候温热潮湿，人体的肌肉组织相对松弛，因此脉搏往往更细软或跳动稍快。
年龄	随着年龄的增长，脉搏的频率会有所变化。年龄越小，脉搏越快。如婴儿每分钟的脉搏约为 120 次；五六岁的幼儿每分钟的脉搏在 90 ~ 110 次之间。随着年龄的增长，脉搏的频率逐渐变得缓慢。青年人身体强壮，脉搏有力；而老年人的气血虚弱，精力逐渐衰退，脉搏相对较弱。儿童的脉象通常比较柔和，而老年人的脉象多弦且细软。
性别	性别的不同也会导致体质的差异，从而影响脉象。妇女的脉象相对于男性来说更柔弱，并且稍微快一些。在妊娠期，脉象一般呈现出滑数而冲和的特点。
体格	身材高大的人，脉象的显现部位通常比较长；而身材矮小的人，脉象的显现部位则相对较短。瘦弱的人由于肌肉较薄，脉象往往更容易感知到且较浮；相反，肥胖的人由于皮下脂肪厚，脉象往往更难感知且较沉。运动员由于锻炼，脉搏通常较缓慢而有力。
情志	一时的精神刺激，容易引起脉象变化。如喜悦的情绪可能导致心情舒缓而使脉搏变缓；愤怒可能伤害肝脏而使脉搏变快；惊吓可能导致气乱而使脉搏跳动更快且有力。然而，当情绪恢复平静之后，脉象也会恢复正常。
劳逸	剧烈运动和长时间旅行后，脉搏通常会变得急促而快速；入睡后，脉搏往往会变得缓慢；从事脑力劳动的人，脉搏往往较体力劳动者更弱。
饮食	进餐后或饮酒后，脉搏通常会变得更频繁且有力；而在饥饿时，脉搏则稍微缓慢且乏力。

　　除此之外，少数人由于血管走向的变异，使得脉搏不在寸口部位显现，而是从尺侧倾斜到手背处，这就是所谓的"斜飞脉"；完全出现在寸口背侧的脉搏，被叫做"反关脉"；当然还有很多人的脉搏出现在腕部的其他位置。这些都是生理上的特异脉位，也就是桡动脉解剖位置的变异，并不属于病态脉象。

第二章　脉诊的原理与方法

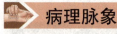

病理脉象

👉 如何辨别病脉

1 根据脉的胃、神、根进行辨别

根据脉搏的胃、神和根进行辨别是常用的病脉辨别方法。如果脉搏中的胃气不足，则会导致脉搏发生异常变化，这就是病脉。若脉搏的节律不规则，或者出现结、代、动、促、三五不调等情况，那就说明脉搏失去了正常的神气，呈现出神气不足的状态，这也可以被当作区别病脉的根据。另外，《医宗必读》认为脉搏的根部是肾脏盛衰的重要标志，通过看脉搏在两侧尺部和六部的沉浮状况来确定脉搏是否有根，从而确定是否为病脉。

2 用察独的方法辨别病脉

察独是一种简便的方法，用于发现病脉或辨别病脉。它是通过对脉搏的观察和感受来进行辨别的。具体来说，察独包括观察脉搏的形态、颜色、强弱、速度等特征，以及感受脉搏的质地、温度、湿度等变化。通过察独可以发现脉搏中的异常变化，从而辨别出病脉。察独是一种简单而直接的方法，可以在临床中快速运用，对于初学脉诊的人来说可操作性较强。

3 用化解的方法辨别病脉

化解的方法可以用来辨别病脉。化解方法是将脉诊中常常会用到的 28 种脉象进行拆分，要清楚地知道每种常见脉象是属于哪种脉象要素的变化。清楚后就可以根据正常的寸口脉脉形来准确区别病脉。举例来说，迟脉和数脉都是脉搏节律发生变化的脉象。如果一息三次或三次以下，或者一息六次或六次以上，这些都可以作为辨别病脉的依据。使用这种方法来辨别病脉具有针对性强、准确性高的特点。

4 根据脉象的变化程度辨别病脉

脉诊中经常使用的 28 种脉象的脉形并不是一成不变的，它们会在一定的范围内发生变化。在实际中，脉象的变化程度可能会有所差异。所以，辨别病脉的重要根据是脉象的变化程度。比如，弦脉的主病、主平和主死都要看"弦"的程度。因此，识别病脉可以用脉象的变化程度来辨别。

此外，根据脉象的变化程度，还能分辨主脉和兼脉的关系，这对于辨别是十分重要的。主脉反映了疾病的主要方面，同时也是辨证论治的主要根据。兼脉则对主脉起到添补的作用。区分主脉和兼脉也可以通过脉象的变化程度来确定。如脉浮数是主脉，那么病证多为表热证。但如果数脉达到一息八九次以上的程度，那数脉就会作为主脉，这是"元神散脱"或者"阳热已极"的表现，已经不再是表热证的特征。

5 辨别阴阳顺逆是诊断病脉的基本原则

诊断病脉的基本原则是辨别阴阳顺逆。《黄帝内经》中载："善诊者，察色按脉，先别阴阳。"这也就说明了在辨别病脉时，首先就是对阴阳属性进行区分。这涉及正气的盛衰和具体的病理情况，而这两个方面的情况可以用之前说过的方法进行分辨和理解。比如，在诊脉时，判断脉是否有胃气、根基以及神气，察觉独异脉象，分析脉的位（脉位）、数（至数）、形（形态）、势（气势）等方面，都需以辨别阴阳顺逆为基本原则。除此之外，可以将脉分为阴脉和阳脉两脉，而后再去辨别阴阳两证。阴阳既是辨脉的核心，也是辨证的核心。所以，依据脉的阴阳属性可以辨别病证的阴阳属性。阴阳可以概括临床上各种变化多端的脉，同样也能概括复杂的病证。所以，在辨别脉搏和辨证中都需要区分阴阳顺逆。

👉 常见病脉与脉象鉴别

目前有 28 种常见病脉，主要内容参见本书第三章常见脉象的鉴别与诊断。

👉 相兼脉

在 28 种常见病脉中，很多脉象是有单一特征的，就像浮、沉、迟和数等；而有些脉象本身就是复合特征脉，大多是由多种单一脉组合而成的，比如弱脉由沉、软和细三种脉象组合而成，濡脉由浮、软、细三种脉象组合而成，牢脉由沉、实、大、弦、长五种脉象组合而成等。相兼脉表现为两种或两种以上的单一或复合脉象同时出现。相兼脉的病理表现是由组成相兼脉的各单因素脉所主病证相互兼夹、综合反映出的复杂病理状态，提示机体存在多种病因或病机同时作用的情况。如浮脉主表，数脉主热，浮数脉即主表热；浮脉主表，紧脉主寒，脉浮紧则主表寒。又如，沉迟而有力之脉主里实寒证；沉迟而无力之脉主里虚寒证。余可类推。由于临床病情错综复杂，相兼脉在临床上十分常见。

以下是临床上常见的相兼脉及其主病的例子：

浮紧脉，主外感风寒之表寒证，或风寒湿痹。

浮缓脉，主风邪伤卫，营卫不和，太阳中风的表虚证。

浮数脉，主风热袭表的表热证。

浮滑脉，主表证夹痰或风痰，常见于素体痰盛而又感受外邪者。

沉迟脉，主里寒证，常见于脾肾阳虚、阴寒凝滞。

沉弦脉，主肝郁气滞、寒滞肝脉或水饮内停。

沉涩脉，主血瘀，尤常见于阳虚而寒凝血瘀者。

沉缓脉，主脾虚或水湿停留。

弦数脉，主肝热证，常见于肝郁化火或肝胆湿热等证。或见肝阳上亢证。

弦细脉，主肝肾阴虚、血虚肝郁或肝郁脾虚。

弦滑脉，见于肝郁夹痰、风阳上扰或痰饮内停等证。

滑数脉，主痰热、痰火、湿热或食积化热，妇人妊娠。

洪数脉，主气分热盛，多见于外感热病的中期。

细数脉，主阴虚火旺。

☞ 真脏脉

真脏脉是指在疾病危重期出现的特殊脉搏，其特点是无胃、无神、无根。真脏脉的出现表示病情严重，病邪深入，体内元气衰竭，胃气已经衰败。因此，它也被称为"败脉""怪脉""死脉"或"绝脉"。真脏脉大致可以分为三类：一为无胃之脉；二为无根之脉；三为无神之脉。具体见表 2-2。

表 2-2　真脏脉特点及临床意义简表

分类	特点	举例	临床意义
无胃之脉	无冲和之意，应指坚搏	偃刀脉：脉来弦急，如循刀刃。 转豆脉：脉动短小而坚搏，如循薏苡子。 弹石脉：脉在筋骨之下，脉急促而坚硬如弹石。 《察病指南》示意图——弹石	邪盛正衰，胃气不能相从，心、肝、肾等脏气独现，是病情重危的征兆。

分类	特点	举例	临床意义
无根之脉	虚大无根或微弱不应指	釜沸脉：脉在皮肤，浮数之极，至数不清，如釜中沸水，浮泛无根。 《察病指南》示意图——釜沸	三阳热极，阴液枯竭。
		鱼翔脉：脉在皮肤，头定而尾摇，似有似无，如鱼在水中游动。 《察病指南》示意图——鱼翔	三阴寒极，亡阳于外，虚阳浮越。
		虾游脉：脉在皮肤，如虾游水，时而跃然而去，须臾又来，伴有急促躁动之象。 《察病指南》示意图——虾游	

分类	特点	举例	临床意义
无神之脉	脉率无序，脉形散乱	雀啄脉：脉在筋肉间，连连数急，三五不调，止而复作，如雀啄食之状。 《察病指南》示意图——雀啄 屋漏脉：脉在筋肉之间，如屋漏残滴，良久一滴。 《察病指南》示意图——屋漏 解索脉：脉在筋肉之间，脉来乍疏乍密，如解乱绳状。 《察病指南》示意图——解索	由脾（胃）、肾阳气衰败所致，提示神气涣散，生命即将告终。

诊脉方法

调神平息

调神，指的是医生要保持心静、集中精神。《黄帝内经》中有云："持脉有道，虚静为保。"医者诊脉时应在仔细体察脉搏长短、速率、深浅、粗细、强弱、节律、紧张度和流利度八个要素的同时，注意观察患者的精神表情、色泽变化、形体、姿态动作的变化，不可兼顾患者之外的其他事项，更不可谈笑。结合望闻问切的实际变化还应对既往已经做出的诊断及时修正，不可偏执过往或者固执己见。

平息，也称为调息，指的是呼吸的平稳。在观察脉象时，医生首先要调整自己的呼吸，使其自然而均匀。医生使用一呼一吸作为计算患者脉率的时间单位。《素问·平人气象论》中有记载："人一呼脉再动，一吸脉亦再动，呼吸定息，脉五动，闰以太息，命曰平人。平人者，不病也。常以不病调病人，医不病，故为病人平息以调之为法。"一般来说，正常人呼吸的频率是 16 ～ 18 次 / 分，每次呼吸脉动 4 次，有时可能会达到脉动 5 次，故由此计算出的每分钟脉搏跳动次数为 64 ～ 90 次，与通常情况下正常人的脉搏跳动次数是 60 ～ 100 次 / 分大致相同。所以，医生可以通过观察自己的呼吸来计算患者的脉搏次数，这种方法是有一定价值的。此外，平息还有助于医生集中思想，能够仔细辨别脉象。

诊脉的部位

关于诊脉的部位，古代文献记载有经络脏腑遍诊法、三部诊法、寸口诊法等。前面已经具体介绍过。现代医家多采用"寸口诊法"，可以在两手腕后桡动脉搏动处进行切按来诊脉。这个部位被称为寸口。寸口分寸、关、尺三部。

1 寸、关、尺的定位

关部：一般以腕后高骨（即桡骨茎突，如图 2-5 所示）处作为标记，与之相对应的手腕内侧就是关部，如图 2-6 所示。

说明：桡骨茎突是指在前臂外侧（拇指侧）长骨下端（近拇指端），呈前凹

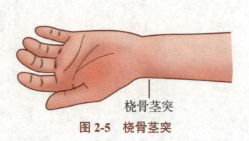

桡骨茎突

图 2-5 桡骨茎突

后凸，外侧向下凸出者。容易在外侧的皮肤下诊到，在屈腕时更加明显。

寸部：关部靠近手掌的一侧为关前，又叫寸部。如图2-7所示。

尺部：关部靠近肘部的一侧为关后，又叫尺部。如图2-7所示。

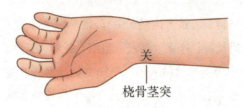

图2-6　关部定位

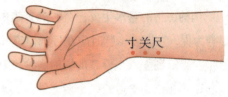

图2-7　寸部、尺部定位

根据传统的中医测量方法，人体被划分为"一寸九分"。在这个划分中，关部占据了六分，寸部也占据了六分，而尺部则占据了七分。在实际操作过程中，刚开始练习时可以用笔进行标记，久之可以根据经验来进行诊脉，关部与寸部之间的距离稍短即可。

所谓"寸"，并非指现今的度量单位，而是手指同身寸，且以被诊人的手指为标准。

1寸：拇指指间关节（拇指皱纹处）的宽度，如图2-8所示。

1.5寸：食指与中指并拢，这两根手指的横宽。如图2-9所示。

2寸：食指、中指和无名指合并，三指的横宽。如图2-10所示。

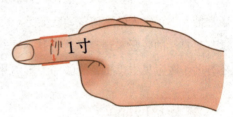

图2-8　1寸表示

3寸：食指、中指、无名指和小指合并，四指的横宽。又名"一夫法"，如图2-11所示。

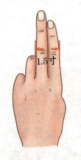

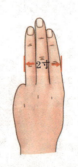

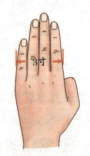

图2-9　1.5寸表示　　　图2-10　2寸表示　　　图2-11　3寸表示

2 寸、关、尺对应的脏腑

寸、关、尺分别代表不同的脏腑。左寸代表心、小肠，左关代表肝、胆，左尺代表肾、膀胱；右寸代表肺、大肠，右关代表脾、胃，右尺代表肾、命门。如图2-12所示。

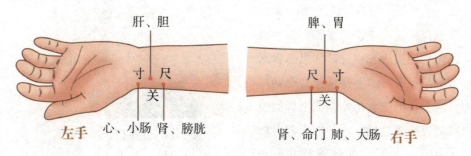

图 2-12　寸、关、尺对应的脏腑

🖝 诊脉的体位

诊脉体位是指诊脉时患者的体位和姿势。正确的体位可减少干扰因素和操作时的误差。

1 坐位时的姿势

在诊脉时患者通常会采用坐位。如果患者坐在医生对面，就是正坐位，如图2-13所示；如果患者坐在医生旁边，就是侧坐位。诊脉时，患者伸展前臂，让心脏和医生在同一水平线上。患者需要摘下手表、手镯等饰物，并打开过紧的袖口。在手腕下方放置一个脉枕，以确保手腕充分暴露且固定不动。患者的

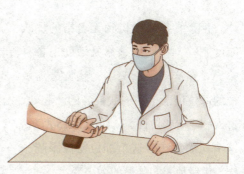

图 2-13　正坐位诊脉示意图

手掌应朝上，手指微微弯曲，让身体处于完全放松的状态。如果是正坐位，患者可以同时伸出双臂，医生用右手切患者左侧手腕的脉搏，左手切患者右侧手腕的脉搏，同时比较左右两手的脉象情况；如果是侧坐位，医生会用靠近患者一侧的手指来切脉，但患者要注意调整体位，保持手臂前平举的姿势，以确保气血畅通，避免因肢体扭曲而影响切诊。

2 卧位时的姿势

当患者体质虚弱需要卧床休息或病情较重时，医生可以在床边切脉（如图2-14所示）。患者应采取平卧位，手臂自然伸展，与身体成约30°角，可以选择仰掌或立掌的姿势。医生也可以使用挽指法来切脉。如果患者采取侧卧位，下方的手臂可能会受到压力，或上臂可能会扭曲，或上臂的位置可能过高或过低，这些因素都可能影响气血的运行，导致脉搏的形态失真。

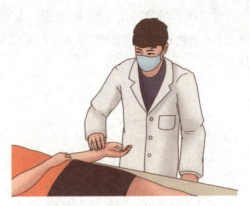

图2-14 正卧位诊脉示意图

👉 诊脉指法

诊脉指法是医生的手指在诊脉时的必要操作。获取较为丰富的脉象信息需要用正确的指法。诊脉指法包括下指、排指、调指、用指、运指等一系列的操作方法。

1 用指

由于食指、中指和无名指的皮肤厚度不一，它们的感觉灵敏度也各有差异。在这三个指头中，感觉最为敏锐的部位位于指尖皮肤最高的凸起处，古人称之为"指目"，如图2-15所示。这个比喻意味着这个部位能像眼睛一样，敏锐地感知脉搏的微小变化。

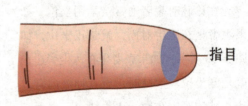

指目

图2-15 指目

2 下指

下指，也称为布指。在诊脉时，首先让患者采取正坐位或仰卧位，将手臂平放，手掌仰向上。医生可以用左手诊断患者的右手脉搏，反之亦然，或者医生可以不换手，只用左手或右手来诊断患者的双手脉搏。在下指时，医生先用中指触摸到桡骨茎突（即腕骨突起的地方），其内侧即为关脉的位置。按压定位后，再用食指按在关部前方以触摸寸部，然后用无名指按在关部后方以触摸尺部。具体如图2-16、图2-17所示。

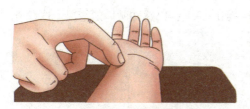

图 2-16　中指定关

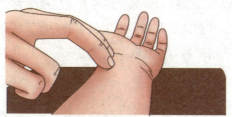

图 2-17　食指定寸

3 排指

由于患者的上臂长度不同，所以腕部的寸、关、尺三部脉象也会有长短之分。这就要求医生在下指后，根据患者上臂的长度来进行排指，以使寸部、关部和尺部能够对应。如果患者的上臂较长，那么这三个部位也会较宽，医生的三个指头也应稍微分开一些；如果患者的上臂较短，那么这三个部位也会较窄，医生的三个指头应稍微靠拢一些；如果患者的身材中等，则排指应该既不过分分开也不过分靠拢，适中即可。如图 2-18 所示。

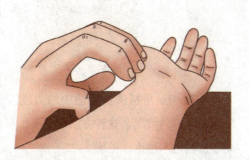

图 2-18　三指排列

4 调指

在确定寸、关、尺三部脉后，就需要进行调指。这是因为人的食指、中指和无名指长度不一致，其中中指较长，食指和无名指稍短。在诊脉时，医生一定要将中指稍微弯曲，让三个指头齐平，相互对齐。如图 2-19 所示。

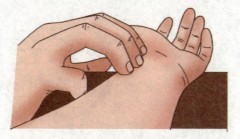

图 2-19　三指平齐

5 运指

运指是指医生诊脉后，一定要用三个手指的灵活活动和指腹的感觉进行举、按、寻、循、推等来探查脉位、脉形的变化，来了解气血的虚实以及脏腑是否发生病变。常用运指手法有以下几种。

举法：是指医生用较轻的力度，将手指按在寸口部脉搏搏动的地方（按至皮下），

31

以感知脉搏的情况。这种方法也被称为"浮取"或"轻取"（见图 2-20）。

按法：是指医生用较重的力度，甚至按到筋骨上，以感知脉搏的情况。这种方法也被称为"沉取"或"重取"（见图 2-21）。

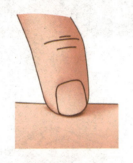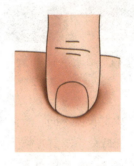

图 2-20　举法　　　　　　　图 2-21　按法

中取法：是指医生用适中的力度按到肌肉层，以感知脉搏的情况。这种方法介于举法和按法之间，既不过轻也不过重（见图 2-22）。

寻法：是指医生用手指从轻到重、从重到轻的方式，在寸、关、尺三个部位进行指压，并交替左右推寻，以寻找脉搏最明显的部位或调整最适当的指压力度（见图 2-23）。

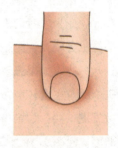

图 2-22　中取法

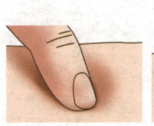

图 2-23　寻法

推法：是指医生将手指对准脉搏的位置，顺着脉搏的动势，向左右或内外推动，来感受脉搏的大小、动静，以了解脉力的变化和趋势。正如《素问·脉要精微论》记载的："推而外之，内而不外，有心腹积也；推而内之，外而不内，身有热也；推而上之，上而不下，腰足清也；推而下之，下而不上，头颈痛也。按之至骨，脉气少者，腰脊痛而身有痹也。"推法的实践可以帮助医者体会脉搏的动态特征，进一步了解脏腑和气血的状况。

循法：是指医生要用手指沿着经络的循行部位上下移动，来感受脉搏的范围长短和虚实情况，如图 2-24 所示。

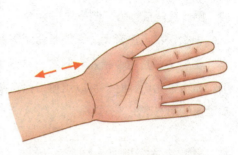

图 2-24　循法

总按法：是指医生三指同时用力诊察脉搏的方法。通过总按法可以整体辨别寸、关、尺三个部位以及左右两手的脉象，并可以比较在浮取、中取和沉取时的脉象形态。一般情况下，三指用力均匀，但也可以使用不一致的力度按压三个部位，如图 2-25 所示。

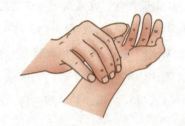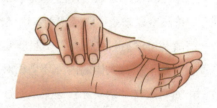

图 2-25　总按法

俯法：是指医生用三指由寸至尺逐渐抬起（指力减轻），由尺至寸逐渐按下（指力加重）。

仰法：是指医生用三指由寸至尺逐渐按下，由尺至寸逐渐抬起。

俯法和仰法这两种指法要求医生在不同的脉搏位置使用不同的指压力度，以获取脉搏大小、强弱、虚实等详细信息。

单按法：用一个指头检查一个部位的脉搏的方法。主要是在总按法的基础上，进一步了解寸、关、尺三个部位脉搏的形态特征。

操法：是指在切脉时，医生将手指停留在特定的脉搏位置，静心感受脉搏的情况。

纵法：是指在按压脉搏后，医生抬起手指再次按压，反复进行按下和抬起动作，来反复确认脉搏的情况，也被称为"操纵"。操纵运指法可以让医生更全面地了解脉搏的虚实、无根和有根等情况。

在某些特殊情况下，以上常用的运指方法可能不适用于脉搏诊断，因此，在临床上还使用侧指、挽指、辗转等辅助手法。

侧指法：如果在寸口处有伤口或者血管异常、骨肉不一致时，诊脉时手指要偏向一侧，这就被称为"侧指法"。

挽指法：当患者无法平伸胳膊而侧置前臂时，医生托住手指进行脉搏诊断。

辗转法：是用一指左右倾斜，以感受指下及其左右的脉搏形态，并扩大指间范围。如在婴儿切脉时，可以用拇指检查寸、关、尺三部的脉搏，并左右辗转，以感受脉搏的动态情况。

👉 诊脉时间

诊脉的时间最好选择在早晨，因为脉的搏动和气血的状态是紧密相关的，并会随着饮食、运动和情感的变化而改变。在早晨，患者的体内环境是相对稳定的，气血平和，这样的脉象最为准确，也更加容易反映病理变化。在《素问·脉要精微论》中提到："诊法常以平旦，阴气未动，阳气未散，饮食未进，经脉未盛，络脉调匀，气血未乱，故乃可诊有过之脉。"平旦就是太阳刚刚升起来的时候，这个时候气血阴阳还没有受到干扰，人体的内外环境相对来说比较平静，这个时间的脉象也是最准确的。正如西医在基础新陈代谢测试时选择没有进食和活动的时间一样，即刚起床时，这时候进行基础代谢测试的结果最准确。

然而，对于一般患者来说，很难在清晨进行诊脉，特别是在急诊、门诊情况下，需要马上诊疗，就不能确保在清晨诊脉。《脉诀刊误》中认为："若诊病脉，则不以昼夜。"然而，随着现代就诊条件的变化，患者可以在任何时间进行诊脉，但是还是有前提条件的，就是诊脉时需要病人保持平和的心情。

每次诊脉的时间应该在1分钟以上，最好是3分钟。古人认为，气血一昼夜可运行50周，因此诊脉时至少要等待50个脉搏。如果50个脉搏都正常，说明五脏功能健全，精气充足。如果在50个脉搏中有一次异常，表示某个内脏功能异常。所以，《灵枢·根结》中说："五十动不一代者，五脏皆受气。四十动一代者，一脏无气。"张仲景就曾经批评当时的医生在诊脉时敷衍了事，他说："动数发息，不满五十，短期未知决诊，九候曾无仿佛……夫欲视死别生，实为难矣。"实际上，50个脉搏还不足以等待五脏的气血运行，只是强调诊脉需要耐心和充分的时间，这样有利于仔细辨别脉搏的节律变化，如可以通过观察结代脉（不同类型的心律不齐）的出现频率，推测内脏病变的情况。此外，切脉的时间长短可能会影响脉象的感知，例如初次按压软弱，长时间按压反而变硬表示邪实；初次按压缓慢表示气滞，再次按压后变快表示郁火。这种观察方法需要耐心才能完成。

👉 脉诊时的错误操作

1 寸口未与心平

在诊脉过程中，不管是躺着还是坐着，寸口都要和心脏位于同一水平线上。如果在把脉的时候，寸口的位置在心脏的上方或下方（如图 2-26、图 2-27 所示），就会由于人体高度的差异而造成脉流的压力偏大或偏小，从而影响脉象的准确性。

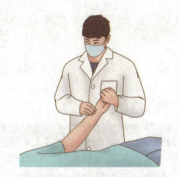

图 2-26　寸口高于心脏

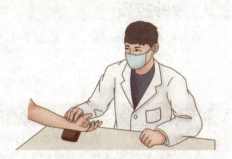

图 2-27　寸口低于心脏

2 压迫手臂或肩膀

在诊脉过程中，寸口脉的搏动实际上是桡动脉的搏动。因此，任何阻碍手臂或肩膀血流的姿势（如图 2-28 所示）都是错误的。压迫手臂或肩膀，比如在就诊时背着包，会导致脉管血流不畅，从而影响诊脉的准确性。

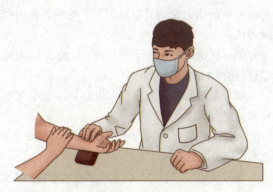

图 2-28　压迫手臂

3 手腕佩戴手表或饰物

手腕上佩戴手表或饰物也会在一定程度上阻碍桡动脉的血流，从而导致诊脉结果偏差。此外，手表或饰物可能会遮挡住尺部或寸部，导致诊脉部位被遗漏（如图2-29所示）。因此，在进行诊脉之前，需要让患者将手腕上的手表、饰物取下。

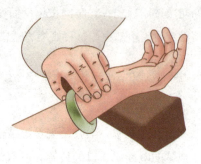

图 2-29　寸口被饰物遮挡住

 ## 诊脉技巧

诊脉技巧与具体操作方法见表2-3。

表 2-3　诊脉技巧与具体操作方法

诊脉技巧	具体操作方法
诊察至数	在诊察至数的过程中，主要还是分辨迟脉和数脉。一般情况下是使用"呼吸定息"的方法来分辨的。一次完整的呼吸是包括一次呼气和一次吸气的，这被称作"一息"。正常情况下，脉搏在一息内会有四到五次跳动，这是正常的节律。如果在一息内只有三次跳动或更少，就属于迟脉。如果在一息内有六次跳动或更多，就属于数脉。
诊察脉位	在诊察脉搏的位置过程中，主要是辨别浮脉、沉脉和伏脉的情况。具体方法是先将手指按压到寸口部位，使指力触及骨头，并将所用的指力视为"总指力"。然后，使用相应的指力来触摸脉搏位置。 如果所用的指力小于"总指力"的2/5，就能感觉到寸口脉，这被归类为浮脉。 如果所用的指力大于"总指力"的3/5，才能感觉到寸口脉，这被归类为沉脉。 如果所用的指力相当于"总指力"的2/5和3/5之间，就属于既不浮也不沉的脉搏。 如果使用"总指力"都无法感觉到脉搏，需要用更大的力量才能感觉到寸口脉，这被归类为伏脉。

诊脉技巧	具体操作方法
诊察脉体大小	在诊察脉搏大小的过程中，主要是辨别洪脉和细脉。具体方法是根据寸口脉分为"五部"的理论，认为寸口脉应该是充盈的。在这种理论指导下，可以得出以下结论： 如果脉搏比正常的脉体更大，就被归类为洪脉。 如果脉搏比正常的脉体更小，就被归类为细脉。 这是根据寸口脉的特殊规定来判断的方法，虽然不必拘泥于此，但在临床上有一定的指导意义，可以灵活运用。
诊察脉体长短	在诊察脉搏长短的过程中，主要是辨别长脉和短脉。具体方法是根据划分为"三关"的理论，认为寸口脉的长度在"一寸九分"为正常。在这种理论指导下，可以得出以下结论： 如果寸口脉超过了"一寸九分"，即寸脉和尺脉两端超过了正常位置，就被归类为长脉。 如果寸口脉没有达到"一寸九分"，即寸脉和尺脉两端都不及正常位置，就被归类为短脉。 这也是根据寸口脉的特殊规定来判断的方法，虽然有一定的临床指导意义，但可以灵活运用。
诊察脉体张力或弹性	在诊察脉搏张力或弹性的过程中，主要是辨别弦脉、紧脉和缓脉。具体方法如下： 如果脉搏的张力增强，按压时感觉像弓弦一样紧绷，就被归类为弦脉。 如果脉搏的脉搏体感觉"紧张"或"拘急"，按压时感觉脉搏在手指之间"左右弹入"或类似于"切绳"的感觉，就被归类为紧脉。 如果脉搏的脉搏体感觉"舒缓"或"缓纵"，按压时感觉脉搏体的张力或弹性减低，就被归类为缓脉。
诊察脉律	在诊察脉搏节律的过程中，主要是辨别结脉、动脉和促脉这三种脉象。 对于结脉的辨别，需要观察脉搏是否有间歇且脉缓，如果有间歇且脉缓就属于结脉。 如果脉搏有数脉的情况，并且有间歇，就属于促脉。 动脉是一种非窦性心律的脉搏形态，在具体表现时比较复杂，但可以根据正常窦性心律脉搏形态的基本特点来进行辨别。

诊脉技巧	具体操作方法
诊察脉的流利程度	在诊察脉搏的流利程度过程中，主要是辨别滑脉和涩脉。具体方法如下：当触摸到脉搏时，先将手指按在脉搏的三部，仔细感受脉搏内血液的流动情况。 如果脉搏内的血液流动顺畅，比正常流动更加流利，就被归类为滑脉。 如果脉搏的流动艰涩，流利程度不及正常水平，就被归类为涩脉。 脉搏的流利程度没有具体的刻度，可以结合脉搏的形态变化综合判断。因此，必须加强基本技能的训练，通过观察正常脉搏的流利程度来体会，然后可以掌握滑脉和涩脉的脉搏形态特点和触感特征。
诊察辨别散脉	在诊察辨别散脉的过程中，主要是辨别生理性散脉和病理性散脉。 生理性散脉是指脉搏体较大，呈现出散漫的特征，但脉搏体仍然圆满，没有其他不适感。 病理性散脉的脉搏形态表现为脉搏体不够圆满，过度散漫或形态过于宽泛，甚至脉搏与周围组织的界限模糊不清。
诊察脉的力度	诊察脉搏力度的时候，以分辨脉搏有力无力为主要目的。一般来说，这是诊察脉搏形态的一个附带条件。所以，在对每种脉搏形态进行诊察时，需要进一步观察脉搏的力度情况，例如数脉和沉脉的有力和无力等。
诊察特殊脉形	在诊察特殊脉搏形态的过程中，主要是辨别那些不属于常用的28种脉搏形态或者无法用这28种脉搏形态概括的特殊脉搏形态。在我国古代医家所制定的常用28种脉搏形态中，芤脉的形态是较为特殊的，它的特点就是"两头实，中间空"。在芤脉之外，古代文献还记载了许多特殊的脉搏形态，例如解索脉、釜沸脉、虾游脉、屋漏脉、弹石脉、麻促脉、雀啄脉、鱼翔脉、偃刀脉、转豆脉等等。虽然这些脉搏形态都是很罕见的，但同时它们也预示着病变异常的情况，这对提供特殊的病症诊断根据和快速地评估病情都有一定的价值，因此不能忽视它们。

诊察复合脉或相兼脉	复合脉是指由两种或两种以上的脉搏构成的脉搏形态，其具有特定的名称。相兼脉是指两种或两种以上脉搏形态同时存在，但没有固定的专用名称，因此可以称为"相兼脉"。例如，浮脉和数脉同时存在，就称为浮数脉；沉脉和弦脉同时存在，就称为沉弦脉。这些都属于相兼脉。 　　在诊察复合脉时，常见的脉搏形态包括微脉、濡脉、弱脉、虚脉、实脉、促脉等。除此之外，如果两种或两种以上的脉搏形态同时存在，那么就属于相兼脉，例如浮数脉、沉数脉、弦滑脉、迟缓脉等。对于这类脉搏形态的诊察，可以根据每种脉搏形态的构成条件，逐一辨别相关方面的变化。对于复杂的脉搏形态，需要进行详细的诊察。
诊察脉的更代	诊察脉象的更代情况，主要包括两个方面：一是观察脉搏的变化是否符合季节脉或体质脉的规律；二是观察脉搏由一种形态转变为另一种形态是否符合正常的规律。因此，医者必须掌握正常脉搏的变化规律，才能诊察脉搏的变化情况。 　　在古代医家的脉诊中，观察脉搏的变化情况是非常重要的。然而，近代的脉学著作对代脉的实际意义有所误解，错误地将代脉理解为"脉来一止，停顿一段时间后又再次出现"的脉搏形态。因此，对脉搏变化情况的观察被忽视了。现在已经证实，代脉的实际意义并不是指脉搏的暂时停顿，更不是指停顿的时间间隔或者重新出现的时间。代脉实际上是指脉搏的变化情况，这是对脉搏形态变化进行观察和分析的重要方面。 　　观察脉搏的变化情况，首先要了解季节脉和体质脉的变化规律。如果脉搏的变化不符合季节脉或体质脉的规律，说明脉搏的变化不正常，对于判断脉搏是否主要反映疾病以及疾病的发展转归具有重要意义。例如，按照季节脉的变化规律，春季脉搏应呈现弦象，秋季脉搏应呈现浮象。如果春季的脉搏不符合弦象，秋季的脉搏不符合浮象，说明脉搏的变化不正常。分析脉搏形态的变化对疾病的反映具有重要意义。此外，妇女怀孕 3 个月时，脉搏应呈现滑象。如果怀孕 3 个月时脉搏不滑而呈现涩象，说明脉搏的变化不正常，可能提示胎儿营养不良。

第二章　脉诊的原理与方法

诊脉技巧	具体操作方法
诊断革脉	观察革脉的目的是分析和诊察疾病过程中脉搏形态的变化。在古代中医学中，这是对脉搏形态进行分析的重要方面。然而，对革脉诊断作用的不充分理解导致了一些误解。考证表明，古代医家在脉诊中观察脉搏的变化，同时也观察脉搏形态在疾病过程中的变化和转变。这种观察既可以判断脉搏形态的变化是否反映了疾病，也可判断脉搏形态变化与病症本身的内在联系，并对了解疾病的发展变化和转归情况具有一定意义。然而，后来的脉学著作误解了革脉在脉诊中的实际意义。因此，应强调根据疾病变化的规律来观察和分析脉搏形态的变化和转变。
察独	脉搏诊察中，主要观察脉搏形态在特定部位或关节出现的异常变化，这是辨别病脉的具体方法之一。《素问·三部九候论》提到了九个方面的观察，如大小、快慢、热冷、下陷等，来辨别病脉。后来的医家们继承和发扬了这种方法，将"察独"作为发现和辨别病脉的主要手段。这种方法实用性很强，备受推崇。 　　古代医家总结了许多具体的"察独"方法，主要分为两类：一是从脉搏形态变化入手，当某一部位的脉搏形态与其他部位不同，称为"独变"，则表示有病脉。二是从脉搏在各部位的显现入手，当脉搏在某一部位显现得更加明显，称为"独显"，也具有一定的诊断意义。 　　"察独"是观察脉搏形态的重要方法之一。然而，首先需要掌握正常脉搏形态的普遍规律和不同体质的脉搏特点，在对比中寻找差异，在常态中寻找变化。
诊察胃、根、神	古代医家认为，胃、根、神是脉搏的三个重要方面，也是正常脉搏形态必须具备的要素。因此，观察脉搏的胃、根、神具有非常重要的意义。 　　以上是对脉搏形态进行观察的主要方面。为了观察这些方面的变化，首先要掌握28种脉搏形态的观察方法。然后，逐步深入，类比推理，抓住关键，掌握要领，逐渐积累观察复杂脉搏形态的经验，力求不断提高。

诊妇人脉与小儿脉

诊妇人脉

妇女在经期、孕期、分娩等特殊生理阶段会出现相应的生理变化和相关疾病，其脉象也会相应发生改变。

1 诊断经期脉象

如果妇女经期气血调和，则脉呈现滑数的特点。妇女左手腕的关脉和尺脉较右手脉更强大，口中没有苦味，身体没有发热、腹胀等症状时，可能是经期即将到来的迹象。如果寸关脉搏调和而尺脉没有出现，则预示经期不顺利。

妇女闭经也可分为虚证和实证。尺脉虚细涩者，表示精血亏损的虚证；尺脉弦涩者，表示气滞血瘀的实证；脉象弦滑者，可能是痰湿阻塞在子宫。

2 诊断妊娠脉象

如果妇女已经结婚并且月经停止，脉象呈现滑数而冲和的特点，尺脉尤为显著，同时伴有异常的饮食偏好，嗜酸或呕吐等症状，这可能是怀孕的迹象。然而，如果午睡醒来后脉搏也呈现滑数有力的特点，不能简单地将其判断为怀孕脉象。

诊断妊娠脉象时需要与其他疾病脉象进行鉴别。过度劳累、积聚等也可能导致闭经。但是劳累引起的脉搏通常细软无力或弦涩；积聚引起的脉搏通常弦紧涩结或沉滞。而怀孕脉象一定具备滑数的特点，同时带有柔和的特征。

3 诊断死胎脉象

在妊娠期间，阳气必须在丹田中流动，脉搏呈现出沉滑的特点，以保养胎儿的形态。如果脉搏呈现出沉涩的特点，说明精血不足，可能对胎儿造成损害。因此，在妊娠期间，如果脉搏表现出沉而流畅有力的特点，就表示阳气通畅，胎儿正常；而如果脉搏表现出沉涩乏力的特点，可能表示胎儿受到伤害或为死胎。

4 诊断临产脉象

孕妇在分娩前脉象也会发生变化。当孕妇临近分娩时，尺脉变得紧急而快速，同时中指顶节两侧的脉动更加明显和剧烈。

诊小儿脉

小儿的脉和成人不太一样，小儿在寸口位置的脉比较窄小，难以分辨寸、关和尺三个部位。另外，小孩子在诊脉时常常会惊动啼哭，导致脉搏的节律也变得混乱，因此难以准确判断。在诊断小儿时，除了需要观察食指络脉以及注重四诊合参外，脉诊也有其特殊的方法。

1 一指三部诊法

在面对三岁以下的小孩子的时候，在高骨脉上轻轻地用右手的拇指来按住，分成三个部位来确定脉搏的频率；对于四岁以上的小孩子，可以把高骨中线作为参考，用一指向两侧转动的方式来找到三个部位；对于七八岁的小孩子，可以移动拇指来诊察这三个部位；而对于九岁以上的小孩子，则可以根据需要选择适当的方法来确定脉搏的频率，可以按照成人的顺序依次下移手指来诊察寸、关和尺三个部位；十五岁以上可以使用成人的三部脉诊法进行诊察。

2 小儿脉象主病

对于三岁以下的小孩子，每秒七八次为正常脉搏；五到六岁的小孩子，每秒六次是正常脉搏，七次以上就是快脉，四五次则是慢脉。在诊断过程中，只需要观察脉搏的浮沉、快慢、强弱，以区分阴阳、寒热、表里、邪正盛衰等情况，并不需要详细考察 28 种脉象。

浮数脉为阳性，沉迟脉为阴性。脉搏的强弱可以测量虚实情况，快慢可以测量邪正情况。脉搏快为热，慢为寒。沉滑脉表示痰食，浮滑脉表示风痰。紧急脉象主要表示寒冷，和缓脉象主要表示湿气，大小不齐脉象表示积滞。

由于小儿的肾气未充足，脉的气息常常停留在中部。无论什么样的脉，进行重压按摩多数无法触摸到。如果通过重压按摩可以触及脉，那么可以将其视为成人的牢实脉。

零基础轻松学脉诊

常见脉象的鉴别与诊断

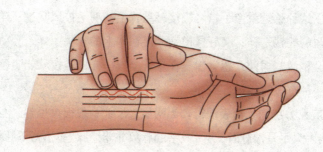

浮脉类

浮脉

【典籍说脉】

《濒湖脉学》说浮脉的脉象："浮脉，举之有余，按之不足（《脉经》）。如微风吹鸟背上毛，厌厌聂聂（轻泛貌），如循榆荚（《素问》），如水漂木（崔氏）。如捻葱叶（黎氏）。"

● 体状诗

浮脉惟从肉上行，如循榆荚似毛轻，三秋得令知无恙，久病逢之却可惊。

● 相类诗

浮如木在水中浮，浮大中空乃是芤。拍拍而浮是洪脉，来时虽盛去悠悠。

浮脉轻平似捻葱，虚来迟大豁然空。浮而柔细方为濡，散似杨花无定踪。

● 主病诗

浮脉为阳表病居，迟风数热紧寒拘。浮而有力多风热，无力而浮是血虚。

寸浮头痛眩生风，或有风痰聚在胸。关上土衰兼木旺，尺中溲便不流通。

浮脉的脉象应是轻取即得，即手指轻触皮肤就可摸到最明显的脉搏搏动，重按反而不明显。这种感觉就像手指轻轻接触鸟背上的羽毛被风吹过一样，柔软舒缓；还像摸到轻盈的榆钱一样；又好像摸到漂浮在水上的木块一样，脉动感很明显，但按下去时是会稍微减弱的；感觉像是在葱管上按一样，轻按就能明显感觉到，但稍用力则会有一种空虚的感觉。

浮脉一般在关部和寸部表现得较为明显，尺部一般很少见到。左右手可以表现得不一样，当一只手是浮脉时，另一只手的脉象并非浮脉。不论指下脉象搏动的强弱，脉管的搏动只出现在"浮、中、沉"的"浮部"。

【脉象诊断】

在诊脉时，用手指轻按在肌肤表面上就能感觉到搏动；当重力按压时，反而感觉到手指下的搏动减弱，但脉搏本身却并没有空虚的感觉。如图3-1、图3-2所示。此外，诊脉时的力度大小，由于体型的胖瘦会导致脉管表面脂肪量的不同，故应因人而宜。

零基础轻松学脉诊

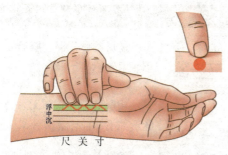

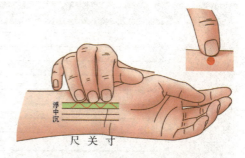

图 3-1　浮脉脉象搏动较强　　　　　　图 3-2　浮脉脉象搏动较弱

浮脉属于阳脉，通常与表证有关。浮脉与迟缓脉同时存在时，多为外风为病所致。浮脉并伴有数脉，通常在风热证多见；浮脉又伴有紧脉，通常在风寒证多见；浮脉有力，通常与外感表邪而正气不虚有关；浮脉虚弱，则常见于血虚的里证。当外邪侵犯体表时，体内卫气与外邪相争，故脉气搏动有力，脉位浮而且明显。若长期患病而致体内的气血不充足，阴液亏虚，脉象呈现出浮大无力的特征。

可以通过寸、关、尺三部的脉象判断上、中、下三焦的病变，当风邪侵犯上焦时，出现头痛和眩晕等病症，寸部脉象大多数是浮；若风热痰浊在胸膈上焦积聚，脉象在关部呈现浮大的特征，也会出现类似的疾病表现，寸部脉象同样多为浮。中焦的疾病，如脾气虚弱或肝气旺盛，关部脉象常常呈现浮动的状态。而下焦的疾病，如大小便不通利，尺部脉象常常表现为浮。

【脉象鉴别】

浮脉与芤脉、濡脉、虚脉、散脉四种脉象类似，具体见表3-1。

表 3-1　浮脉与芤脉、濡脉、虚脉、散脉的鉴别

脉象名称	脉象形态		脉象描述
浮脉	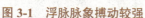	浮中沉	浮脉的脉形不大不小，用轻轻的手法触摸就能明显感觉到，稍微用力按压会稍微减弱，脉体没有空虚感。
芤脉		浮中沉	芤脉的脉位浮，脉体形大却有空虚感，就像按在葱管上一样。

第三章　常见脉象的鉴别与诊断

45

脉象名称	脉象形态		脉象描述
濡脉		浮中沉	濡脉的脉位浮，脉形细小而柔软。
虚脉		浮中沉	虚脉的脉象软弱无力，脉形细小并且有空虚感。
散脉		浮中沉	散脉的脉位较浮，脉搏的感觉散乱无根，脉形细小并且至数不齐。

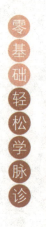
【看脉象知病症】

浮脉脉象对应病症见表3-2。

表3-2　浮脉脉象对应病症

脉象名称	脉象形态与疾病说明
左寸脉浮	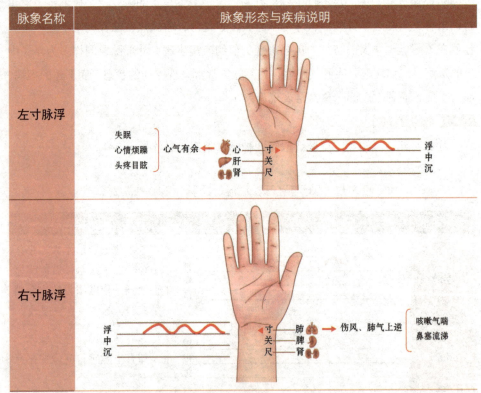
右寸脉浮	

失眠
心情烦躁　心气有余 ← 心
头疼目眩

心　寸
肝　关
肾　尺

浮中沉

浮中沉

寸　肺
关　脾
尺　肾

伤风、肺气上逆

咳嗽气喘
鼻塞流涕

脉象名称	脉象形态与疾病说明
左关脉浮	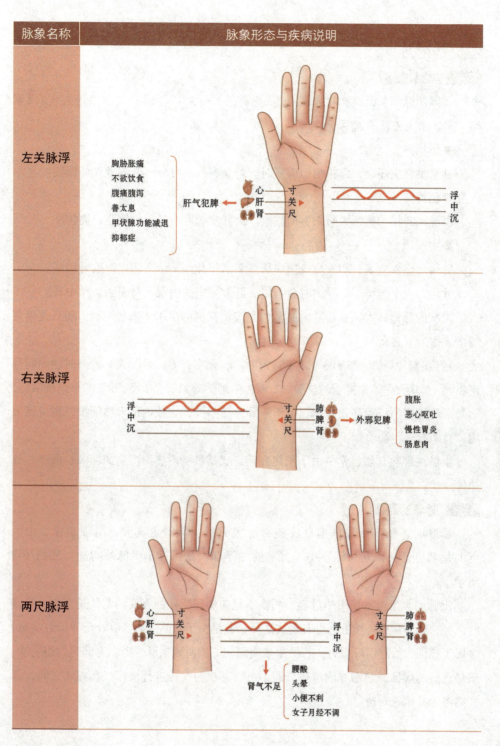

胸胁胀痛
不欲饮食
腹痛腹泻
善太息
甲状腺功能减退
抑郁症

肝气犯脾 ←

心 寸
肝 关
肾 尺

浮
中
沉

右关脉浮

浮
中
沉

寸 肺
关 脾
尺 肾

→ 外邪犯脾

腹胀
恶心呕吐
慢性胃炎
肠息肉

两尺脉浮

心 寸
肝 关
肾 尺

浮
中
沉

寸 肺
关 脾
尺 肾

肾气不足

腰酸
头晕
小便不利
女子月经不调

洪脉

《濒湖脉学》说洪脉的脉象："洪脉，指下极大（《脉经》）。来盛去衰（《素问》）。来大去长（通真子）。"

● 体状诗

脉来洪盛去还衰，满指滔滔应夏时。若在春秋冬月分，升阳散火莫狐疑。

● 相类诗

洪脉来时拍拍然，去衰来盛似波澜。欲知实脉参差处，举按弦长愊愊坚。

● 主病诗

脉洪阳盛血应虚，相火炎炎热病居。胀满胃翻须早治，阴虚泻痢可踌躇。

寸洪心火上焦炎，肺脉洪时金不堪。肝火胃关内察，肾虚阴火尺中看。

洪脉的脉形粗大，在诊脉时感觉像是波涛汹涌的洪水，来势汹汹，随后逐渐衰减，故称为"去衰"。

触诊时，洪脉通常表现为脉象宽大而浮、充实有力，且脉去时较来时缓而弱等现象。洪脉应夏季，是夏季的季节脉，多为生理性脉象。若在春、秋、冬季出现洪脉，则是阳热过盛的病理变化。如若由于寒邪抑制阳气，导致内部火热郁积，则应该采用"升阳散火"法治疗。

洪脉主邪热亢盛，常是由于阳热亢盛，或是脏腑内热所产生如烦渴、面赤、身热等症状。

脉象诊断

诊脉时，指下脉象的搏动比正常脉象更强，脉管更宽大，出现于浮、中、沉的每部。且只需在"浮、中、沉"的"浮部"就可诊出洪脉的搏动。如图 3-3 所示。

洪脉的脉象通常是阳热过盛、阴血不足的病理变化的表现。尤其是在心火旺盛时，洪脉更为常见。然洪脉也有虚实之分。若是由于胃热炽盛、呕吐反胃所致洪脉，多属于实证，治疗需降胃火。若是由于腹泻、下痢所致洪脉，则多为邪热灼伤阴液、阳热亢盛的虚证，急需养阴清热，而不可将其视为实证进行治疗。在虚实之间，需仔细考虑并慎重对待。

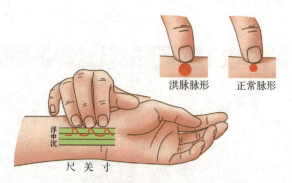

洪脉脉形　　正常脉形

浮中沉

尺 关 寸

图 3-3　洪脉脉象搏动示意图

当心火旺盛时，就经常有咽喉痛、口腔溃疡、牙龈肿痛的症状，洪脉会出现在左手腕的寸脉位。若肺火热旺盛时，出现咳嗽、气喘、胸痛、咯血等症状，洪脉则可能出现在右寸部的脉位。若脾胃津液损伤、肝阳亢盛，则洪脉出现在双侧的关脉部位。当肾精空虚，阴虚火旺时，双侧的尺脉大过洪脉。总之，无论是寸、关、尺哪个部位，大多与火热过盛的病理变化有关。

【脉象鉴别】

洪脉、实脉两种脉象类似，具体见表3-3。

表 3-3　洪脉与实脉的鉴别

脉象名称	脉象形态		脉象描述
洪脉		浮中沉	洪脉在轻取时犹如汹涌的波涛，有来势汹盛、去势逐渐衰退的感觉；而在沉取时反而稍显衰弱。
实脉		浮中沉	实脉虽然不如洪脉狂急，但在浮取或沉取时都极为有力，来去都坚实有力。

【看脉象知病症】

洪脉脉象对应病症见表3-4。

表 3-4　洪脉脉象对应病症

脉象名称	脉象形态与疾病说明

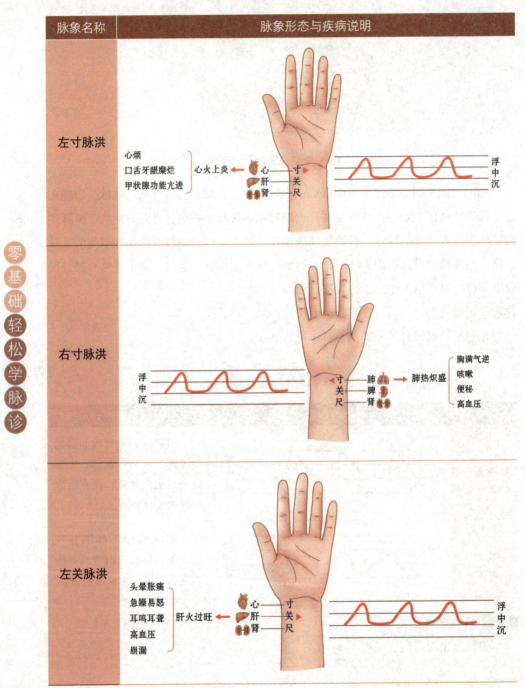

左寸脉洪

心烦
口舌牙龈糜烂　　心火上炎 ←　心　寸
甲状腺功能亢进　　　　　　　　肝　关
　　　　　　　　　　　　　　　肾　尺

浮
中
沉

右寸脉洪

浮
中
沉

寸　肺　肺热炽盛　胸满气逆
关　脾　　　　　　咳嗽
尺　肾　　　　　　便秘
　　　　　　　　　高血压

左关脉洪

头晕胀痛
急躁易怒
耳鸣耳聋　　肝火过旺 ←　心　寸
高血压　　　　　　　　　　肝　关
崩漏　　　　　　　　　　　肾　尺

浮
中
沉

脉象名称	脉象形态与疾病说明
右关脉洪	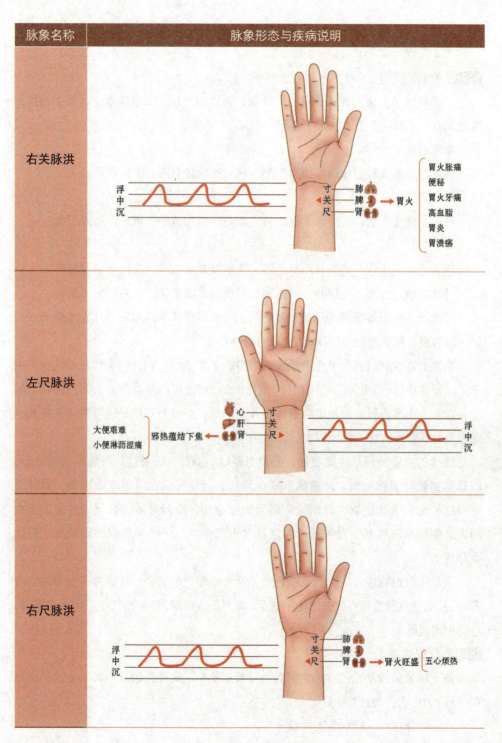
左尺脉洪	
右尺脉洪	

右关脉洪：浮中沉 寸关尺 肺脾肾 → 胃火 → 胃火胀痛、便秘、胃火牙痛、高血脂、胃炎、胃溃疡

左尺脉洪：心肝肾 寸关尺 浮中沉 邪热蕴结下焦 ← 大便艰难、小便淋沥涩痛

右尺脉洪：浮中沉 寸关尺 肺脾肾 → 肾火旺盛 → 五心烦热

濡脉

《濒湖脉学》说濡脉的脉象："濡脉，极软而浮细，如帛在水中，轻手相得，按之无有（《脉经》），如水上浮沤。"

● 体状诗

濡形浮细按须轻，水面浮绵力不禁。病后产中犹有药，平人若见是无根。

● 相类诗

浮而柔细知为濡，沉细而柔作弱持。微则浮微如欲绝，细来沉细近于微。

● 主病诗

濡为亡血阴虚病，髓海丹田暗已亏。汗雨夜来蒸入骨，血山崩倒湿侵脾。

寸濡阳微自汗多，关中其奈气虚何。尺伤精血虚寒甚，温补真阴可起病。

《脉经》中形容濡脉的脉象极其细软无力，好像棉絮或水泡漂浮在水面上，只能轻轻触碰，稍微用力按压就无法感知到脉搏。

当患者在大病后或女子生产后出现濡脉，表明气血受损，尚未恢复元气，但由于是虚证伴虚脉，故脉象与病情相符，由此而知，虚证可用补益之法，治疗相对容易。如果正常人出现濡脉，一般表明身体没什么问题，但也有可能是脾肾两虚的征兆，还应及时预防和治疗，以免留下后患。

濡脉的主要特征是浮而细软，必须与弱脉、微脉、细脉这三种脉象进行区分。弱脉的细软与濡脉相似，但濡脉出现在浮部，而弱脉只在沉部才能感知。微脉浮而微细，也与濡脉相似，但濡脉按压后无法感知，而微脉虽细如丝线，但未完全消失。细脉和濡脉都非常细软，但细脉多出现在沉部，指下感觉类同微脉，但比微脉更细。

濡脉主气血两虚。因为气血损耗时，会导致阳气的衰弱，血液冲击脉管的力度不够，从而导致脉象浮在皮肤之上的现象。而当湿邪阻滞，影响到气血正常的输布时，也会出现濡脉。

指下脉象的搏动比正常脉象更弱，脉管更狭窄。此外，濡脉的搏动永远只出现在"浮、中、沉"的"浮部"。

濡脉的脉位浮，轻取就能应指。

零基础轻松学脉诊

弱脉的脉位沉，一定重按才得。

微脉的脉位是在浮或沉位的，是柔软细的，但是却似有若无、模糊不清、欲绝非绝的状态。如图3-4所示。

濡脉主要出现在精血亏损、阴精虚极的病症中。如丹田不足、内伤虚耗、夜间汗多、骨蒸烦热、妇女血崩、脾湿濡泻等病症中通常都会出现濡脉。

当体质机能减弱、免疫力下降时，可能会出现持续汗出的症状，此时寸部可能出现濡脉。而脾胃功能不足和宗气不足时，关部可能出现濡脉。对于下焦虚寒、精血两伤时，濡脉可出现在两尺部位，此时应使用大剂量的甘温药物，以补充真阴，才可能取得较好疗效。

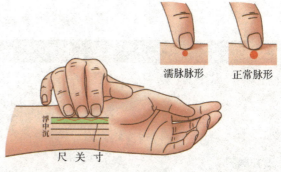

濡脉脉形　正常脉形

尺关寸

图3-4　濡脉脉象搏动示意图

【脉象鉴别】

濡脉与微脉、弱脉三种脉象类似，具体见表3-5。

表3-5　濡脉与微脉、弱脉的鉴别

脉象名称	脉象形态		脉象描述
濡脉		浮中沉	濡脉的脉位浮，脉形细小而柔软。
微脉		浮中沉	微脉的脉位可能是浮位或沉位，脉搏细而柔软，但却模糊不清，呈若有若无、似绝非绝之状。
弱脉		浮中沉	弱脉的脉位沉，必须重按才得。

濡脉脉象对应病症表现及说明见表3-6。

表3-6　濡脉脉象对应病症表现及说明

脉象名称	脉象形态与疾病说明
左寸脉濡	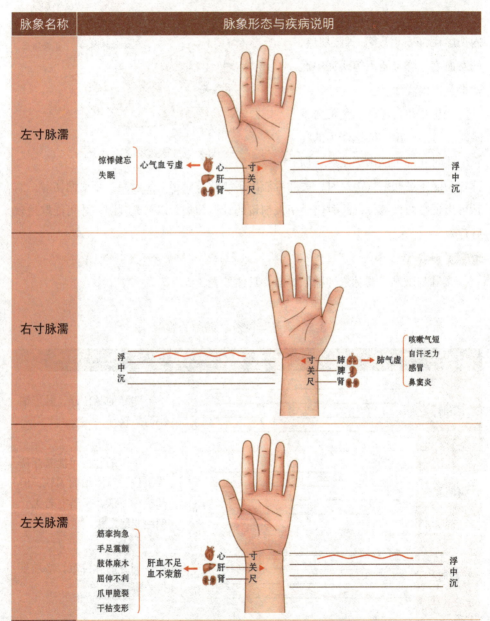
右寸脉濡	
左关脉濡	

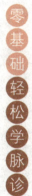

脉象名称	脉象形态与疾病说明

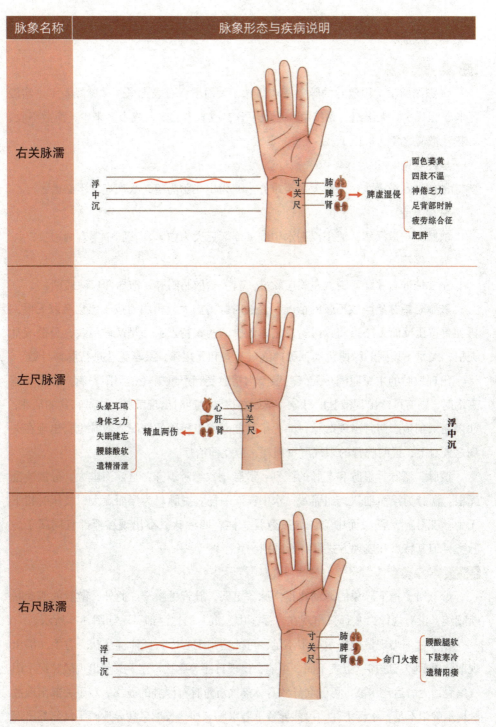

右关脉濡

浮
中
沉

寸 —— 肺
关 —— 脾 → 脾虚湿侵 →
尺 —— 肾

面色萎黄
四肢不温
神倦乏力
足背部时肿
疲劳综合征
肥胖

左尺脉濡

头晕耳鸣
身体乏力
失眠健忘
腰膝酸软
遗精滑泄

← 精血两伤 ←

心 —— 寸
肝 —— 关
肾 —— 尺

浮
中
沉

右尺脉濡

浮
中
沉

寸 —— 肺
关 —— 脾
尺 —— 肾 → 命门火衰 →

腰酸腿软
下肢寒冷
遗精阳痿

散脉

典籍说脉

《濒湖脉学》说散脉的脉象："散脉，大而散。有表无里（《脉经》）。涣漫不收（崔氏）。无统纪，无拘束，至数不齐，或来多去少，或去多来少，涣散不收，如杨花散漫之象（柳氏）。"

● 体状诗

散似杨花散漫飞，去来无定至难齐。产为生兆胎为堕，久病逢之不必医。

● 相类诗

散脉无拘散漫然，濡来浮细水中绵。浮而迟大为虚脉，芤脉中空有两边。

● 主病诗

左寸怔忡右寸汗，溢饮左关应软散。右关软散胻胕肿，散居两尺魂应断。

散脉是指脉象涣散不收的情况。轻触时脉搏虚大，稍用力按压感觉涣散无根，再加重按压反而无法感知脉搏。总之，散脉的两大特点：一是涣散不收，分散凌乱无根；二是不规则的脉搏跳动，脉搏绝对不齐和无规律，甚至无法进行脉搏计数。

出现散脉的主要原因是元气离散。当精血受到严重损耗、阴阳失衡、脏腑功能衰竭时，则有可能出现散脉的脉象。孕妇在快要生产时出现散脉，这是临盆的征兆；如果在未到预产期时出现散脉，即提示可能要发生堕胎的情况。散脉也会出现在久病之人身上，说明脾肾的阳气严重损耗，应立即治疗。

散脉、濡脉、虚脉和芤脉的区别：散脉至数绝对不齐，且浮而虚大，分散凌乱无根。濡脉为浮而细软，如棉絮在水中漂浮一样。虚脉只为浮而虚大，按压时指下无力。芤脉则是浮大而中空，如按葱管一样。四种脉象都出现在浮部且同属于虚脉类，但其特点和表现方式都有所区别。

脉象诊断

诊脉时，指下脉象的搏动比正常脉象更弱，脉管更狭窄。此外，散脉的搏动断断续续、没有规律，永远只出现在"浮、中、沉"的"浮部"。如图3-5所示。

左手寸部出现散脉提示心阳不足，可能会出现心悸、怔忡等症状。右手寸部出现散脉提示肺气虚损、卫表不固，可能会出现自汗等症状。左手关部出现散脉提示阳气虚衰，无力运化水液，可能会导致身体疼痛沉重且有浮肿的溢饮。右手关部出现散脉提示脾阳不足，水湿下注，可能导致下肢水肿。如果长期患病导致两手尺部都出现

零基础轻松学脉诊

散脉，这表明元气已经溃散，应特别注意治疗。

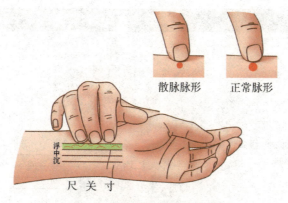

散脉脉形　　正常脉形

图 3-5　散脉脉象搏动示意图

【脉象鉴别】

散脉与濡脉、虚脉、芤脉的鉴别见表 3-7。

表 3-7　散脉与濡脉、虚脉、芤脉的鉴别

脉象名称	脉象形态		脉象描述
散脉		浮中沉	散脉浮散无根，没有规律。
濡脉		浮中沉	濡脉的脉位浮，细小而柔软，且有脉律。
虚脉		浮中沉	虚脉的脉位浮大，浮、中、沉三部都软弱无力，却仍有根。
芤脉		浮中沉	芤脉的脉位浮大，浮取时脉管中空，大而柔软。

【看脉象知病症】

散脉脉象对应病症表现及说明见表 3-8。

表 3-8　散脉脉象对应病症表现及说明

脉象名称	脉象形态与疾病说明
左寸脉散	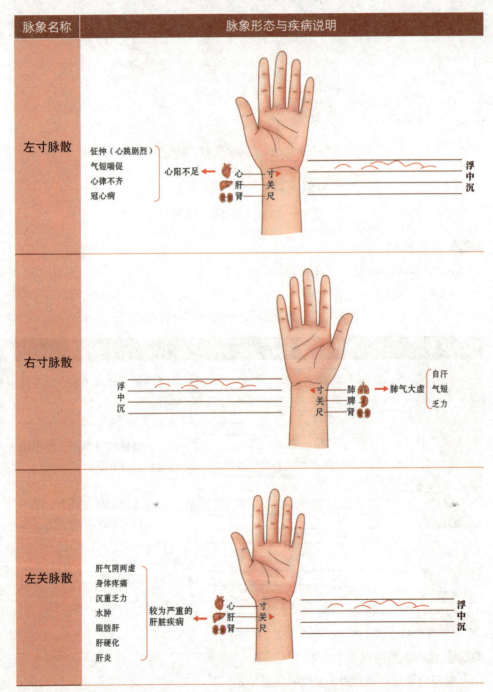怔忡（心跳剧烈） 气短喘促 心律不齐 冠心病　　心阳不足 ← 心　寸　肝　关　肾　尺　　浮中沉
右寸脉散	浮中沉　　寸　关　尺　肺　脾　肾 → 肺气大虚 → 自汗 气短 乏力
左关脉散	肝气阴两虚 身体疼痛 沉重乏力 水肿　　较为严重的 脂肪肝　　肝脏疾病　心 寸 肝 关 肾 尺 肝硬化 肝炎　　　　　　　　　　　　浮中沉

零基础轻松学脉诊

脉象名称	脉象形态与疾病说明

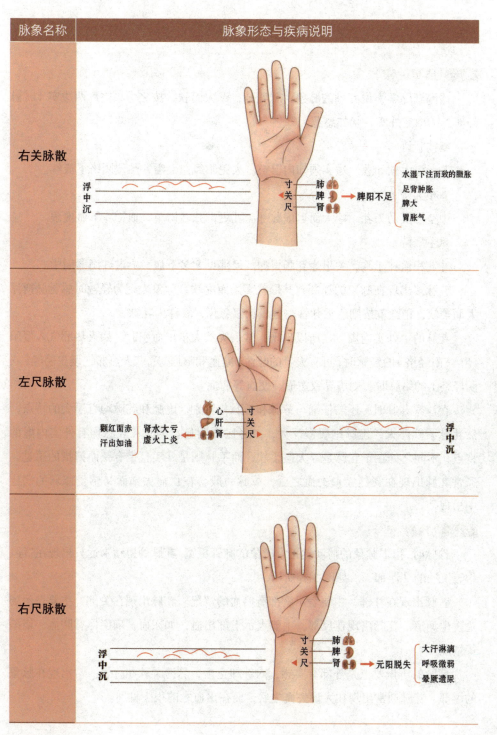

右关脉散

浮中沉
寸 — 肺
关 — 脾 → 脾阳不足
尺 — 肾
水湿下注而致的膨胀
足背肿胀
脾大
胃胀气

左尺脉散

心 — 寸
肝 — 关
肾 — 尺
肾水大亏
虚火上炎 ← 颧红面赤
汗出如油
浮中沉

右尺脉散

浮中沉
寸 — 肺
关 — 脾
尺 — 肾 → 元阳脱失
大汗淋漓
呼吸微弱
晕厥遗尿

👉 芤脉

《濒湖脉学》说芤脉的脉象："芤脉，浮大而软，按之中央空，两边实（《脉经》）。中空外实，状如慈葱。"

● 体状诗

芤形浮大软如葱，边实须知内已空。火犯阳经血上溢，热侵阴络下流红。

● 相类诗

中空旁实乃为芤，浮大而迟虚脉呼。芤更带弦名曰革，血亡芤革血虚虚。

● 主病诗

寸芤积血在于胸，关里逢芤肠胃痈。尺部见之多下血，赤淋红痢漏崩中。

芤脉多出现在脉象的浮部，其形状豁大而虚软，脉象表现为轻触时感觉脉搏浮大而柔软，稍微重按则感觉脉管空虚。状似慈葱，故称为芤脉。

芤脉的"外实内虚"之所以出现，常因突然大量出血引起。如火热邪气入侵阳经（三阳经络）的经脉时，可有大量的吐血、衄血和呕血等；若火热邪气侵犯阴经（三阴经络）的络脉时，则可导致血崩、便血等病症。

在诊察芤脉时，还需仔细与革脉和虚脉相鉴别。虚脉和芤脉均有浮大的特点，然芤脉柔软浮大，虚脉则缓慢浮大，二者区别明显。革脉和芤脉均有外实内虚的特点，不同之处在于芤脉是浮大但柔软，而革脉则是外实且带有弦而搏指的感觉。通常芤脉出现在突然大量失血之后，革脉一般会在亡血失精而又感受寒邪的病症中出现。

诊脉时，指下脉象的搏动比正常脉象的脉管更宽。芤脉的搏动永远只出现在"浮、中、沉"的"浮部"。如图 3-6 所示。

芤脉出现在寸部，主要表示胸部有瘀血的情况。芤脉出现在关部，主要表示肠道发生痈疽。芤脉出现在尺部，主要表示下部出血，如尿血、痢疾伴有脓血、崩漏等情况。

芤脉的辨识要点是外部有实感，内部却空虚，脉搏柔软如葱管，常出现在脉象的浮部。芤脉通常出现在大量失血之后，而在出血之前很少见到。

零基础轻松学脉诊

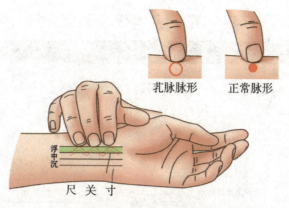

芤脉脉形　　正常脉形

浮中沉

尺　关　寸

图 3-6　芤脉脉象搏动示意图

【脉象鉴别】

芤脉与革脉、虚脉三脉象类似，三者都具有脉管中空的脉象。具体见表 3-9。

表 3-9　芤脉与革脉、虚脉的鉴别

脉象名称	脉象形态		脉象描述
芤脉		浮 中 沉	芤脉浮大中空，如同按在葱管上，周围的脉管较为柔软。
革脉		浮 中 沉	革脉也是浮大中空，却搏指有力，如同按在鼓皮上，周围的脉管较为刚硬。
虚脉		浮 中 沉	虚脉的脉位浮大，浮、中、沉三部均软弱无力，却仍有根。

【看脉象知病症】

芤脉脉象对应病症表现及说明见表 3-10。

表 3-10　芤脉脉象对应病症表现及说明

脉象名称	脉象形态与疾病说明
左寸脉芤	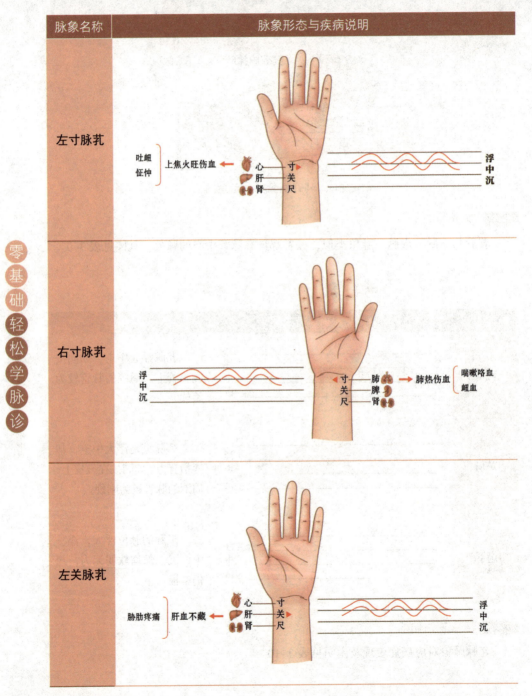
右寸脉芤	
左关脉芤	

脉象名称	脉象形态与疾病说明

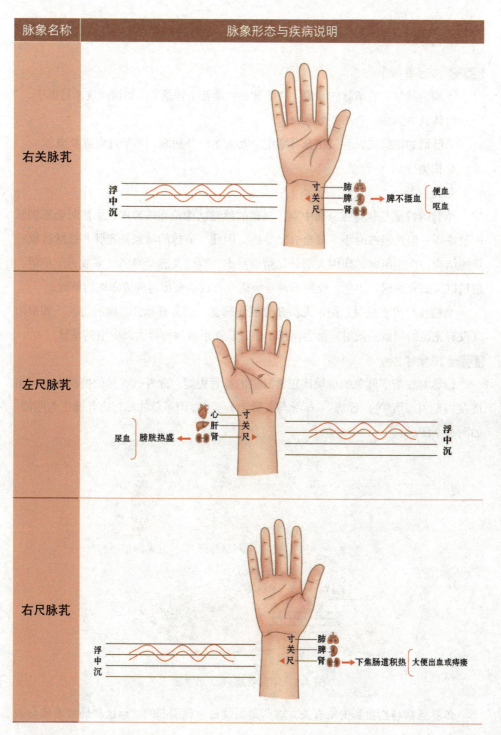

右关脉芤

浮
中
沉

寸 肺
关 脾
尺 肾

脾不摄血 → 便血 / 呕血

左尺脉芤

心 寸
肝 关
肾 尺

浮
中
沉

尿血 ← 膀胱热盛

右尺脉芤

浮
中
沉

寸 肺
关 脾
尺 肾

下焦肠道积热 → 大便出血或痔瘘

👉 革脉

《濒湖脉学》说革脉的脉象："革脉，弦而芤（仲景）。如按鼓皮（丹溪）。"

● 体状主病诗

革脉形如按鼓皮，芤弦相合脉寒虚。女人半产并崩漏，男子营虚或梦遗。

● 相类诗

见芤、牢。

革脉的特征是脉搏弦急而中空，触碰的感觉就像是在按鼓皮，重按时会感到脉搏很虚弱，但是轻按时指下却会有坚急感。因此，革脉的脉象是芤脉和弦脉脉象特点的结合，产生革脉的病因大部分是精血亏虚，同时又感受寒邪。多数男子早泄、遗精以及妇女血崩、小产、经期不调等病症，可以诊察出这种虚寒性的革脉。

当精血严重不足时，阴血无法充分滋润脉管，就会有脉管空虚的情况。如果阳气没有充足的阴血去依附，就会浮越于表，从而形成脉搏浮大而中空的革脉。

诊脉时，指下脉象的搏动比正常脉象的脉管更宽。此外，芤脉的搏动永远只出现在"浮、中、沉"的"浮部"。革脉与芤脉十分类似，但革脉的脉管比芤脉更为刚硬。如图 3-7 所示。

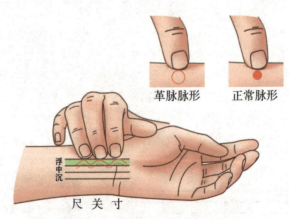

图 3-7 革脉脉象搏动示意图

革脉通常与亡血和失精有关。虚劳是由气血亏虚引起的，而这种病症常常会表现出革脉的特征。

【脉象鉴别】

革脉与芤脉、虚脉脉象类似，三者都具有脉管中空的脉象。具体见表3-11。

表3-11　芤脉与革脉、虚脉的鉴别

脉象名称	脉象形态		脉象描述
革脉		浮中沉	革脉浮大中空，却搏指有力，就像按在鼓皮上一样，周围的脉管较为刚硬。
芤脉		浮中沉	芤脉的脉象浮大中空，就像按在葱管上一样，周围的脉管较为柔软。
虚脉		浮中沉	虚脉的脉位浮大，浮、中、沉三部均软弱无力，却仍有根。

【看脉象知病症】

革脉脉象对应病症表现及说明见表3-12。

表3-12　革脉脉象对应病症表现及说明

脉象名称	脉象形态与疾病说明
左寸脉革	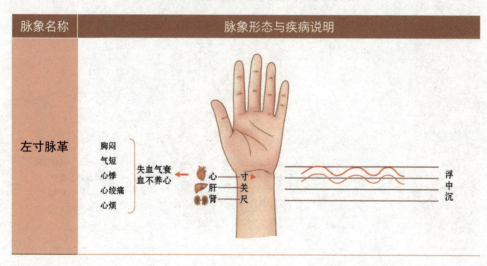

胸闷
气短
心悸
心绞痛
心烦

失血气衰
血不养心　←　心
肝
肾

寸
关
尺

浮中沉

65

零基础轻松学脉诊

右寸脉革

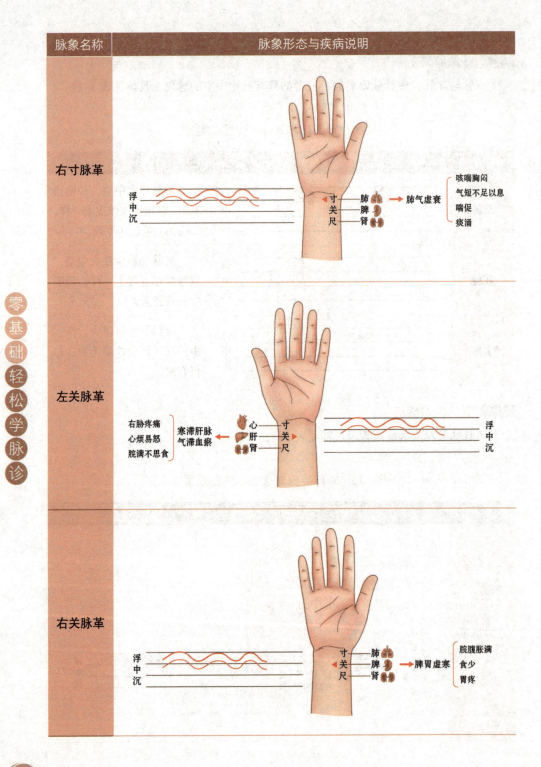

浮中沉

寸关尺

肺脾肾 → 肺气虚衰

咳嗽胸闷
气短不足以息
喘促
痰涌

左关脉革

右胁疼痛
心烦易怒
脘满不思食

寒滞肝脉
气滞血瘀 ←

心肝肾

寸关尺

浮中沉

右关脉革

浮中沉

寸关尺

肺脾肾 → 脾胃虚寒

脘腹胀满
食少
胃疼

脉象名称	脉象形态与疾病说明

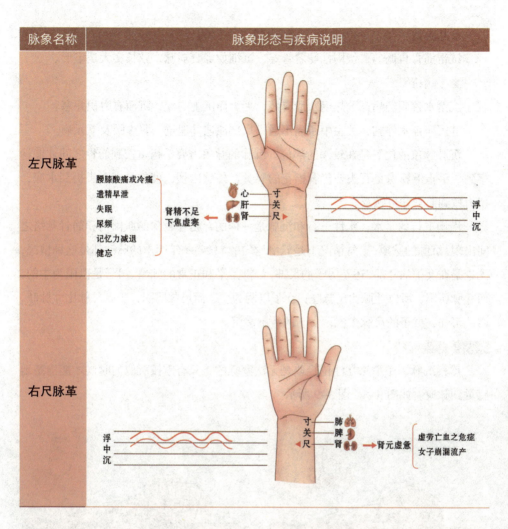

左尺脉革

腰膝酸痛或冷痛
遗精早泄
失眠
尿频　→　肾精不足
记忆力减退　　下焦虚寒
健忘

心　　寸
肝　　关
肾　　尺

浮中沉

右尺脉革

寸　　肺
关　　脾
尺　　肾　→　肾元虚惫

虚劳亡血之危症
女子崩漏流产

浮中沉

沉脉类

沉脉

【典籍说脉】

《濒湖脉学》说沉脉的脉象："沉脉，重手按至筋骨乃得（《脉经》）。如绵裹砂，内刚外柔（杨氏）。如石投水，必极其底。"

●体状诗

水行润下脉来沉，筋骨之间软滑匀。女子寸兮男子尺，四时如此号为平。

●相类诗

沉帮筋骨自调匀，伏则推筋着骨寻，沉细如绵真弱脉，弦长实大是牢形。

●主病诗

沉潜水蓄阴经病，数热迟寒滑有痰，无力而沉虚与气，沉而有力积并寒。

寸沉痰郁水停胸，关主中寒痛不通，尺部浊遗并泄痢，肾虚腰及下元痌。

沉脉脉象的位置是在较深的部位。沉脉的脉象需要手指重按到筋骨之间才能诊察到，手指下就像是石头外包着棉花的感觉，外软内硬，就像是把石头扔到水底，用力按到筋骨才可触及。

滋润下行的是水，水性下行和沉脉是一样的，是在较深的肌肉内和筋骨脉络之间出现。沉脉的脉搏，正常情况下是软滑均匀的。只要一年四季的脉动都是这种情况，无论是在女子的寸部，还是男子的尺部，都算是平和正常的脉象。男子是以阳为主的，而寸脉属阳，所以寸脉比尺脉旺；女子以阴为主，而尺脉属阴，所以尺脉比寸脉旺。由此可知，男子的尺脉多沉，女子的寸脉多沉。

〔脉象诊断〕

诊察沉脉，用举法在浮位轻取是无法察觉的，只有重按沉取的时候才能清楚地感觉到脉搏。如图 3-8、图 3-9 所示。

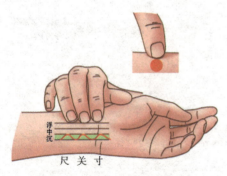 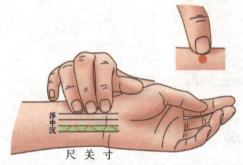

图 3-8　沉脉脉象搏动较强　　　　图 3-9　沉脉脉象搏动较弱

沉脉常与身体内部的疾病有关，主要表现为里证。当脉搏沉重有力时，通常与内部实质性疾病有关，这表示邪气在体内积聚，正邪之间发生了冲突，阳气被阻止，无法顺利外达，因此脉搏呈现沉重有力的状态。这种情况常表现于食积、血瘀、气滞、痰饮等疾病。而当脉搏沉重而无力时，往往与内部虚弱有关，包括阳虚气少或气血不足的人。阳气无力升举、无力鼓动脉搏，导致脉搏呈现沉重而无力的状态，这种

零基础轻松学脉诊

情况常见于各个脏腑的虚证。

寸、关、尺，三种脉象的浮沉也是有不同的特点。当寸部脉象表现出下沉的情况时，通常是跟水停和胸膈间痰饮等病症有关。而关部脉象下沉时，通常是和脾胃虚寒不通而引起的疼痛等病症相关。尺部脉象下沉通常和泄泻、痢疾、白浊、遗尿等消化系统疾病有关，同时也和下焦元阳亏损的肾虚腰痛等病症有关。

【脉象鉴别】

沉脉与伏脉、牢脉、弱脉的鉴别，这些脉的脉位都在沉部，需要重按时才能得。具体见表 3-13。

表 3-13　沉脉与伏脉、牢脉、弱脉的鉴别

脉象名称	脉象形态	脉象描述
沉脉	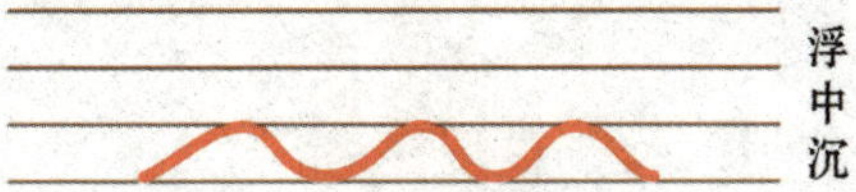 浮中沉	沉脉位于筋骨处，重按才能诊到脉象。
伏脉	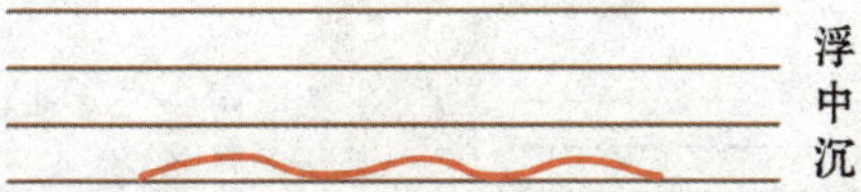 浮中沉	伏脉比沉脉的脉位更深，位于筋骨内部。即使用力按压也难以触摸到，必须贴着筋骨才能感知到脉象。
牢脉	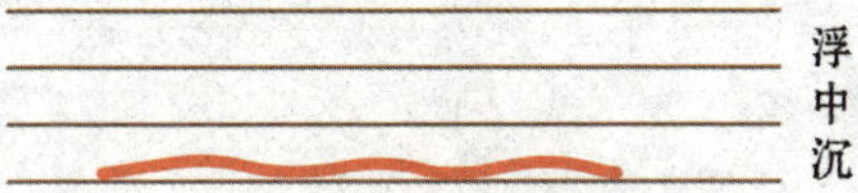 浮中沉	牢脉是一种类似于沉脉的脉象，但脉形更弦长，犹如紧紧地附着在筋骨上，似乎坚固而不动摇。
弱脉	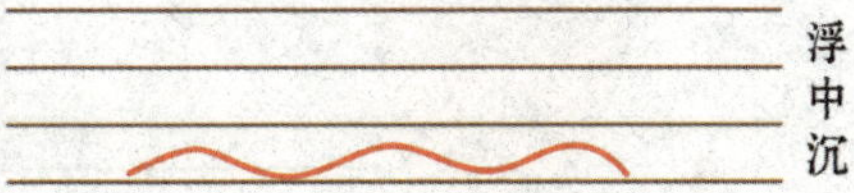 浮中沉	弱脉位于沉位，脉象柔软而无力。

【看脉象知病症】

沉脉脉象对应病症表现及说明见表 3-14。

表 3-14　沉脉脉象对应病症表现及说明

脉象名称	脉象形态与疾病说明

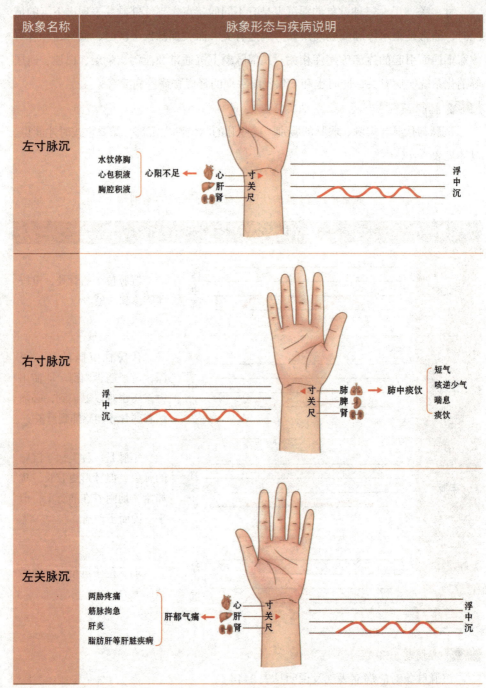

左寸脉沉

水饮停胸
心包积液　心阳不足 ← 　心　寸
胸腔积液　　　　　　　肝　关
　　　　　　　　　　　肾　尺
　　　　　　　　　　　　　　　浮
　　　　　　　　　　　　　　　中
　　　　　　　　　　　　　　　沉

右寸脉沉

浮
中
沉

寸　肺 → 肺中痰饮　短气
关　脾　　　　　　　咳逆少气
尺　肾　　　　　　　喘息
　　　　　　　　　　痰饮

左关脉沉

两胁疼痛
筋脉拘急　肝郁气痛 ← 　心　寸
肝炎　　　　　　　　　肝　关
脂肪肝等肝脏疾病　　　肾　尺
　　　　　　　　　　　　　　　浮
　　　　　　　　　　　　　　　中
　　　　　　　　　　　　　　　沉

零基础轻松学脉诊

脉象名称	脉象形态与疾病说明

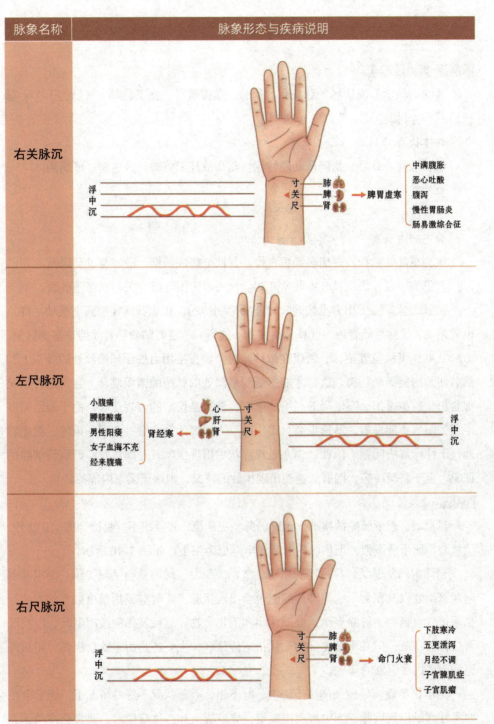

右关脉沉

浮中沉

寸 肺
关 脾 → 脾胃虚寒
尺 肾

中满腹胀
恶心吐酸
腹泻
慢性胃肠炎
肠易激综合征

左尺脉沉

小腹痛
腰膝酸痛
男性阳痿 ← 肾经寒
女子血海不充
经来腹痛

心 寸
肝 关
肾 尺

浮中沉

右尺脉沉

浮中沉

寸 肺
关 脾
尺 肾 → 命门火衰

下肢寒冷
五更泄泻
月经不调
子宫腺肌症
子宫肌瘤

《濒湖脉学》说伏脉的脉象："伏脉，重按着骨，指下裁动（《脉经》）。脉行筋下（《刊误》）。"

●体状诗

伏脉推筋着骨寻，指间裁动隐然深。伤寒欲汗阳将解，厥逆脐疼证属阴。

●相类诗

见沉脉。

●主病诗

伏为霍乱吐频频，腹痛多缘宿食停。蓄饮老痰成积聚，散寒温里莫因循。

食郁胸中双寸伏，欲吐不吐常兀兀。当关腹痛困沉沉，关后疝疼还破腹。

伏脉的脉象需要用力重按到骨才能感觉到搏动，犹如脉搏在筋膜下跳动一样。也就是说，伏脉在筋骨内，就算是重按也不能得，一定要贴着筋骨才能诊察到脉象。

伏脉比沉脉位置更深，所以在诊伏脉时，要直接用力按压到最深处的骨头上，然后使劲向前摇动筋肉，这样才能感受到最深处的脉搏的微弱跳动。通常这种情况都是由于脏腑虚损、寒邪凝滞经络。所以，就算是伤寒的表现症状，由于凝结阻滞不通，阳气不能发散，脉搏也会呈现伏脉。当阳气回升，突破寒邪的束缚，就能够通过出汗而解决问题。因此，伤寒表现症状中出现伏脉，是即将发汗而病情解除的征象。至于脐腹冷痛、四肢厥逆而出现伏脉的情况，则属于阴寒内郁的症状。

【脉象诊断】

诊脉时，指下脉象的搏动比沉脉的脉象更深沉，并且很不容易诊到搏动。此外，伏脉与牢脉十分类似，但伏脉的脉形比牢脉更为细小。如图 3-10 所示。

当体内邪气郁结，导致经脉阻塞，气血瘀积时，脉搏就会呈现伏脉。而霍乱引起频繁呕吐以及积食引起腹部阵痛时也会出现伏脉，此时应采用温里散寒的方法，来促进气血畅通，解除瘀结，燥湿化痰和消化食物。急性发作的腹泻呕吐，以前经常被称为霍乱，但并不是完全的现代指定传染病，主要还是由于饮食损伤、阳热外逼和阴寒内藏引发的病变。

当消化不良，导致气郁结于胸中，吐不出，心理状况不好的情况下，通常会在两手寸部触摸到伏脉。当中焦寒湿凝聚，导致腹痛和身体疲倦时，通常会在两手关部触摸到伏脉。而下焦寒凝气滞，引起剧烈的疝痛时，通常会在两手尺部（即关后）感觉到伏脉。

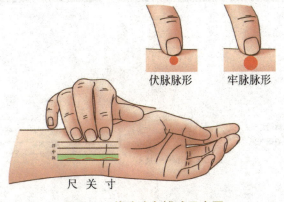

伏脉脉形　牢脉脉形

尺　关　寸

图 3-10　伏脉脉象搏动示意图

■【脉象鉴别】

伏脉与沉脉类似，具体见表 3-15。

表 3-15　伏脉与沉脉的鉴别

脉象名称	脉象形态		脉象描述
伏脉		浮中沉	伏脉比沉脉的脉位更深，位于筋骨内，即使重按也很难触及，必须贴着筋骨才能诊到脉象。
沉脉		浮中沉	沉脉在浮位和中位都不明显，只有重按到筋骨时，才能感觉到搏动。

■【看脉象知病症】

伏脉脉象对应病症表现及说明见表 3-16。

表 3-16　伏脉脉象对应病症表现及说明

脉象名称	脉象形态与疾病说明
左寸脉伏	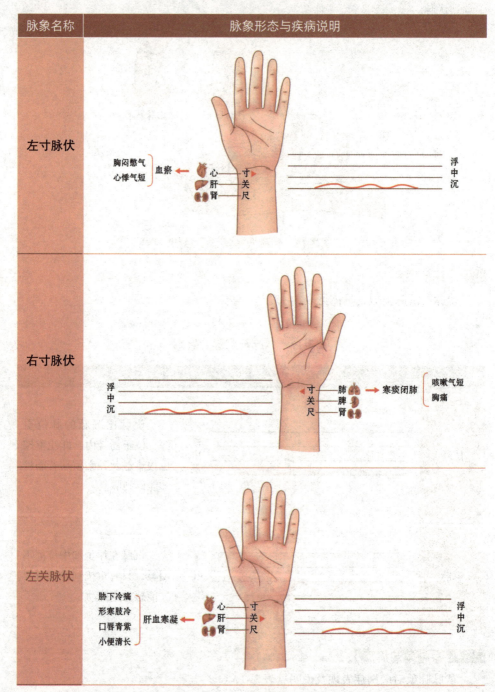
右寸脉伏	
左关脉伏	

胸闷憋气
心悸气短 } 血瘀 ← 心　寸
肝　关
肾　尺
浮中沉

浮中沉　寸　肺
关　脾
尺　肾 → 寒痰闭肺 { 咳嗽气短
胸痛

胁下冷痛
形寒肢冷
口唇青紫
小便清长 } 肝血寒凝 ← 心　寸
肝　关
肾　尺
浮中沉

零基础轻松学脉诊

脉象名称	脉象形态与疾病说明

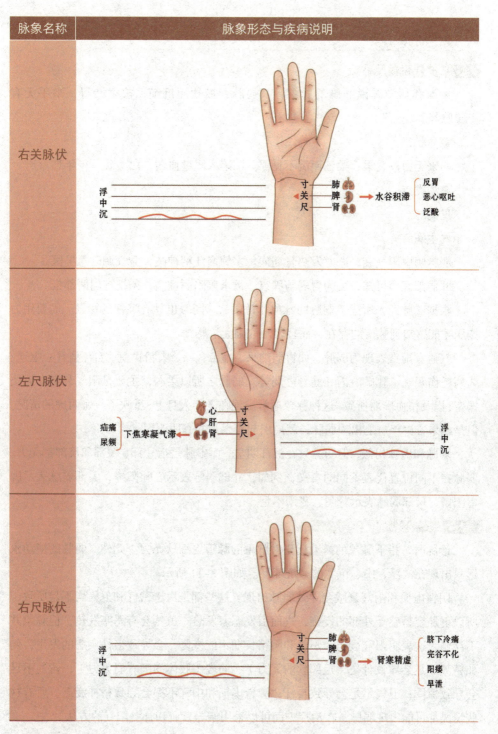

右关脉伏

浮
中
沉

寸 肺
关 脾
尺 肾

→ 水谷积滞

反胃
恶心呕吐
泛酸

左尺脉伏

痂痛
尿频

下焦寒凝气滞 ←

心
肝
肾

寸关
尺

浮
中
沉

右尺脉伏

浮
中
沉

寸 肺
关 脾
尺 肾

→ 肾寒精虚

脐下冷痛
完谷不化
阳痿
早泄

☞弱脉

【典籍说脉】

《濒湖脉学》说弱脉的脉象："弱脉，极软而沉细，按之乃得，举手无有（《脉经》）。"

●体状诗

弱来无力按之柔，柔细而沉不见浮。阳陷入阴精血弱，白头犹可少年愁。

●相类诗

见濡脉。

●主病诗

弱脉阴虚阳气衰，恶寒发热骨筋痿。多惊多汗精神减，益气调营急早医。

寸弱阳虚病可知，关为胃弱与脾衰。欲求阳陷阴虚病，须把神门两部推。

根据《脉经》所述，弱脉的脉象非常柔软，同时也具有沉细的特点。需要用力按压才能感知到脉搏的存在，而轻轻触则无法感知。

气血亏虚常表现为弱脉，如胃弱纳呆、虚劳久咳、失精亡血、自汗盗汗、呕逆、久病耗伤元气、脾虚泄泻和筋骨痿弱等。弱脉之所以柔弱，主要是阳气衰微、无法振奋，以及精血虚弱所致。这种脉象通常出现在老年人身上，反映了气血两虚的情况。但是如果青少年身上出现弱脉，就应引起警惕，并查明原因。

弱脉和虚脉相似，但弱脉只在沉部明显，而虚脉是指寸部、关部和尺部都无力。弱脉在不同位置代表不同的意义，例如，寸部弱脉表示心肺阳虚，关部弱脉表示脾胃阳虚，尺部弱脉表示肾阴、肾阳不足。

【脉象诊断】

诊脉时，指下脉象的搏动比正常脉象的脉管更细软无力。此外，弱脉的搏动永远只出现在"浮、中、沉"的"沉部"。如图3-11所示。

阴精虚损和阳气衰微会导致弱脉出现。这些都是由于营气和卫气均不足所致，所以更加容易感受外邪的侵袭，进而引发恶寒发热。虽然会有恶寒发热，但脉象并不浮弱，这表明阳气衰弱。阳气和阴精长期不能恢复，会导致多种疾病的发生，例如精气不足会导致骨痿（足部软弱无力）、筋痿（肢体筋肉软弱无力）；营气不足会导致惊悸；卫气不足会导致自汗；脾胃虚损和中气不振会导致精神疲乏。所有这些情况都可能出现弱脉，在治疗方面可以采用调养营血和补益阳气的方法。

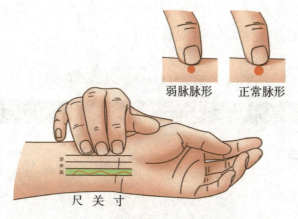

弱脉脉形　正常脉形

尺 关 寸

图 3-11　弱脉脉象搏动示意图

　　心肺阳气虚弱的患者通常会在寸部出现弱脉。脾胃虚弱的患者却常在关部出现弱脉。而下焦阳气陷而不振，阴精亏乏至极的患者，两手尺脉常见弱脉。

【脉象鉴别】

　　弱脉与濡脉、微脉、细脉的鉴别见表3-17。

表 3-17　弱脉与濡脉、微脉、细脉的鉴别

脉象名称	脉象形态		脉象描述
弱脉		浮中沉	弱脉在沉位。
濡脉		浮中沉	濡脉在浮位。
微脉		浮中沉	微脉的脉位可能是浮位或沉位，脉搏细而柔软，但却模糊不清，好像既存在又几乎不存在，形态欲绝非绝。
细脉		浮中沉	细脉的脉形细小，却应指明显，不似微脉的脉象模糊不清。

弱脉脉象对应病症表现及说明见表3-18。

表 3-18 弱脉脉象对应病症表现及说明

脉象名称	脉象形态与疾病说明
左寸脉弱	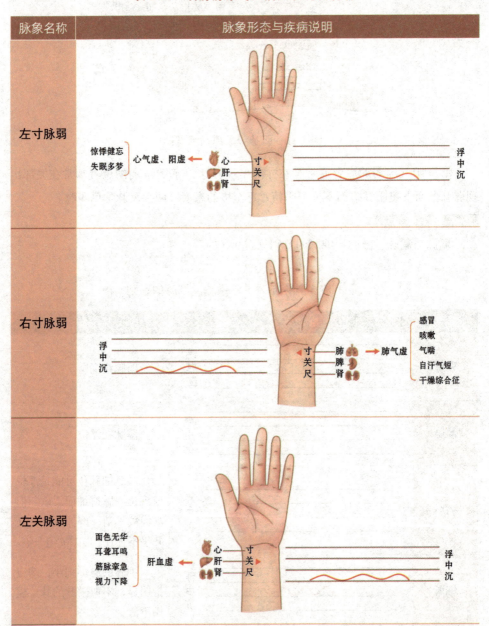 惊悸健忘 失眠多梦 ← 心气虚、阳虚
右寸脉弱	感冒 咳嗽 气喘 自汗气短 干燥综合征 ← 肺气虚
左关脉弱	面色无华 耳聋耳鸣 筋脉挛急 视力下降 ← 肝血虚

脉象名称	脉象形态与疾病说明
右关脉弱	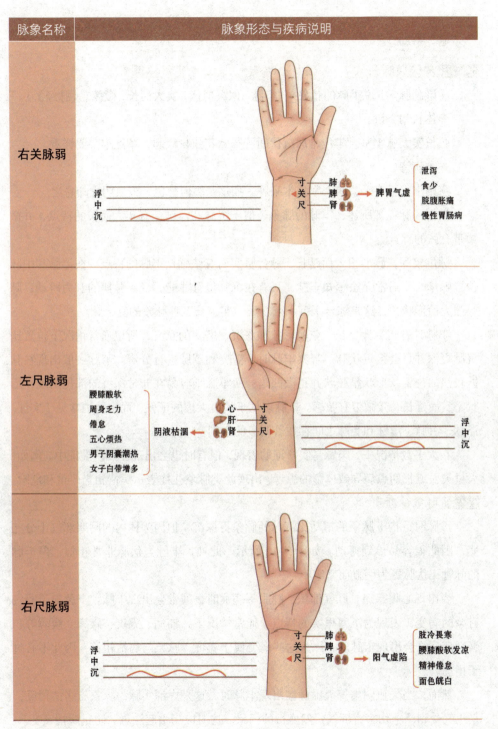
左尺脉弱	
右尺脉弱	

右关脉弱

浮
中
沉

寸 肺
关 脾
尺 肾

脾胃气虚 →

泄泻
食少
脘腹胀痛
慢性胃肠病

左尺脉弱

腰膝酸软
周身乏力
倦怠
五心烦热
男子阴囊潮热
女子白带增多

← 阴液枯涸

心 寸
肝 关
肾 尺

浮
中
沉

右尺脉弱

浮
中
沉

寸 肺
关 脾
尺 肾

阳气虚陷 →

肢冷畏寒
腰膝酸软发凉
精神倦怠
面色㿠白

牢脉

【典籍说脉】

《濒湖脉学》说牢脉的脉象："牢脉，似沉似伏，实大而长，微弦（《脉经》）。"

●体状相类诗

弦长实大脉牢坚，牢位常居沉伏间。革脉芤弦自浮起，革虚牢实要详看。

●主病诗

寒则牢坚里有余，腹心寒痛木乘脾。疝癫癥瘕何愁也，失血阴虚却忌之。

根据《脉经》所述，牢脉的脉象类似于沉脉和浮脉，有实大而长的特点，并微微带有弦的感觉。

脉位较深，脉形粗大而延长，脉势坚实而有弦感是牢脉的特点。在浮脉和中脉位置触诊时，通常无法感知牢脉，只有在沉脉位置才能感受到脉搏的有力跳动，脉势强大而形状长，这是综合了沉、弦、大、实、长五种脉象的复合脉。

牢脉具有实、大、长、弦的形象和深沉、坚实的意义，所以通常情况下位置比沉脉更深并且会接近伏脉。观察牢脉时，需要和革脉进行分辨。革脉一般出现在脉搏较浅的位置，形状呈弦状并稍微凹陷；而牢脉则容易在非常深沉的部位出现，形状坚实而延长，微微带有弦感。革脉多见于气血大虚的证候，而牢脉则常见于实证。浮脉、沉脉、虚脉和实脉之间存在着明显的区别。

在大多数情况下，牢脉是实寒证的表现，但有时也会出现在一些虚证中。例如，大量失血或长期患病导致体虚的患者，出现此类脉象往往表示病情相当严重和危险。

【脉象诊断】

诊脉时，指下脉象的搏动比沉脉的脉象更深沉，但因为体内的阴寒邪气十分亢盛，因此很容易诊到搏动。如图 3-12 所示。此外，牢脉与伏脉非常相似，但牢脉的脉管比伏脉更为明显而坚牢不移。

当出现心腹寒痛、肝气郁积、脾胀等病症时，通常会出现牢脉。牢脉属于邪气有余的病变，表现为沉寒里实的特点。通常情况下，疝病、癫疾、癥病、瘕病等积聚性疾病是会出现牢脉的，因为这些病变属于实证，脉象与病情相符，因此不必过于担忧。

然而，当失血阴虚等大虚病症出现牢脉时，这是虚证实脉，脉象与病情相反，是正气受到严重伤害，邪气仍然盛行的征象。这时应当引起注意，防止病情突变。

零基础轻松学脉诊

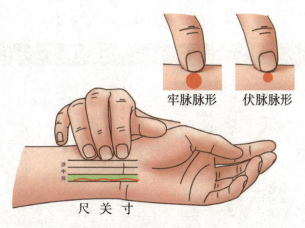

牢脉脉形　　伏脉脉形

尺 关 寸

图 3-12　牢脉脉象搏动示意图

【脉象鉴别】

牢脉与沉脉、伏脉的鉴别见表 3-19。

表 3-19　牢脉与沉脉、伏脉的鉴别

脉象名称	脉象形态		脉象描述
牢脉		浮中沉	牢脉与沉脉相似，但脉形比较弦长，仿佛紧紧附着在筋骨上，似乎坚牢不动。
沉脉		浮中沉	沉脉在浮位和中位都不明显，只有重按到筋骨时，才能感觉到搏动。
伏脉		浮中沉	伏脉比沉脉的脉位更深，位于筋骨内，即使重按也很难触及，必须贴着筋骨才能诊到脉象。

【看脉象知病症】

牢脉脉象对应病症表现及说明见表 3-20。

表 3-20　牢脉脉象对应病症表现及说明

脉象名称	脉象形态与疾病说明
牢脉	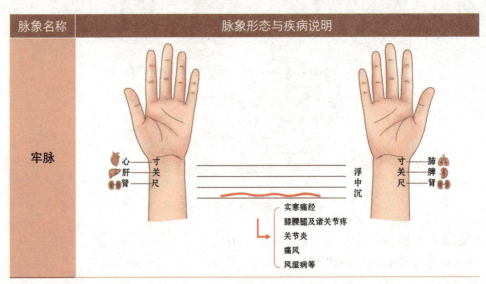

心 寸
肝 关
肾 尺

浮
中
沉

寸 肺
关 脾
尺 肾

实寒痛经
膝腰腿及诸关节疼
关节炎
痛风
风湿病等

迟脉类

迟脉

【典籍说脉】

《濒湖脉学》说迟脉的脉象："迟脉，一息三至，去来极慢（《脉经》）。"

● 体状诗

迟来一息至惟三，阳不胜阴气血寒。但把浮沉分表里，消阴须益火之原。

● 相类诗

脉来三至号为迟，小駃于迟作缓持。迟细而难知是涩，浮而迟大以虚推。

● 主病诗

迟司脏病或多痰，沉痼癥瘕仔细看。有力而迟为冷痛，迟而无力定虚寒。

寸迟必是上焦寒，关主中寒痛不堪。尺是肾虚腰脚重，溲便不禁疝牵丸。

迟脉是指脉搏频率明显低于正常的脉象。《脉经》中说："一息三至，去来极慢。"迟脉的搏动在一次呼吸中只有三次。迟脉搏动这么慢，可能是由于阳气衰弱，无法抵御阴寒邪气的入侵，还可能是因为气血不足引起的虚寒病变。虽然这些表现都算是迟脉，但还是要通过脉位的浮沉来进行分辨。寒邪侵袭体表时脉搏是浮而迟的，而寒邪在体内发生作用时脉搏就是沉而迟的。医治这种阳虚阴盛的病变，就是要恢复阳气的旺盛，这也是根本的治疗方法。

迟脉在两手各部应该是一致的。迟脉还可以兼有其他脉象而成复合脉。

【脉象诊断】

判断迟脉很简单，只要一次呼吸内脉搏跳动次数少于4次，1分钟脉搏次数少于60次，就是迟脉。指下脉象的搏动可能细软无力，也可能十分强而有力。但是，由于迟脉的气血运行最为缓慢，因此在两次搏动之间的时间最长。如图3-13所示。

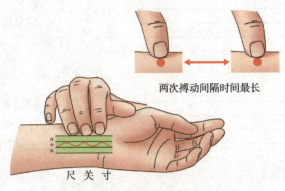

两次搏动间隔时间最长

尺 关 寸

图3-13　迟脉脉象搏动示意图

一些心肺功能良好的人，例如游泳教练、足球运动员，脉搏跳动虽然缓慢，但有规律和平缓，对于这些人来说，即使是迟脉，也属于正常健康情况，在诊断脉象时需要考虑这些因素。

发生与脏气有关的病变时迟脉都会出现。比如，脾阳虚、痰湿积聚等情况都会出现迟脉。同时，阴寒痼疾、积聚等病症也可能导致迟脉的出现。通过进一步观察可以发现，如果迟脉出现且有力，通常与寒痛症状中的实寒病变有关；如果迟脉出现且无力，则多与阳气亏损的虚寒病症相关。

上部的寸脉主要指心胸部的寒邪凝滞，一般会在寸部出现迟脉。中部的关脉主要指积冷伤脾、痰湿阻滞、痉挛拘紧等寒痛症状，一般会在关部出现迟脉。下部的尺脉主要指肾阳虚衰、腰痛脚重、小便清冷、睾丸疝痛等疾病，一般会在尺部出现迟脉。

【脉象鉴别】

迟脉与缓脉、涩脉类似，具体见表3-21。

表 3-21 迟脉与缓脉、涩脉的鉴别

脉象名称	脉象形态		脉象描述
迟脉	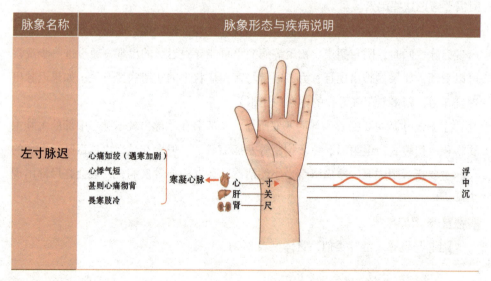	浮中沉	迟脉一息不足四至。
缓脉		浮中沉	缓脉比迟脉略快,一息四至。
涩脉		浮中沉	涩脉的脉形偏细且短促,往来艰涩,因此脉搏频率比正常脉稍慢。

【看脉象知病症】

迟脉脉象对应病症表现及说明见表3-22。

表 3-22 迟脉脉象对应病症表现及说明

脉象名称	脉象形态与疾病说明
左寸脉迟	心痛如绞(遇寒加剧) 心悸气短 甚则心痛彻背 畏寒肢冷 寒凝心脉 ← 心 寸 肝 关 肾 尺 浮中沉

脉象名称	脉象形态与疾病说明

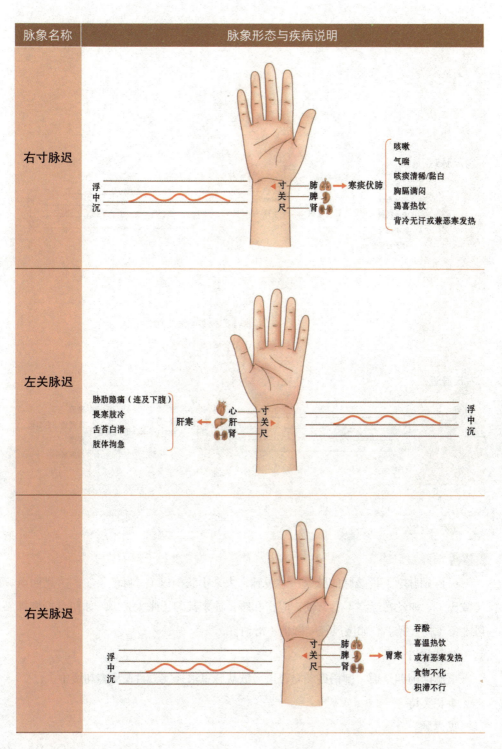

右寸脉迟

浮中沉

寸关尺 — 肺脾肾 → 寒痰伏肺

咳嗽
气喘
咳痰清稀/黏白
胸膈满闷
渴喜热饮
背冷无汗或兼恶寒发热

左关脉迟

胁肋隐痛（连及下腹）
畏寒肢冷
舌苔白滑
肢体拘急

肝寒 ← 心肝肾 — 寸关尺

浮中沉

右关脉迟

浮中沉

寸关尺 — 肺脾肾 → 胃寒

吞酸
喜温热饮
或有恶寒发热
食物不化
积滞不行

脉象名称	脉象形态与疾病说明

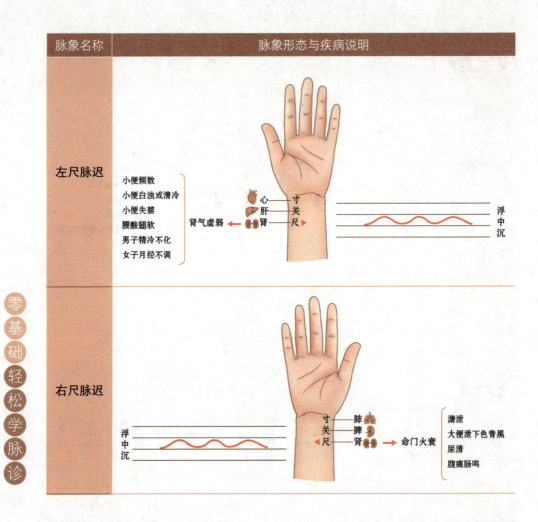

左尺脉迟

小便频数
小便白浊或清冷
小便失禁　　　　肾气虚弱　←
腰酸腿软
男子精冷不化
女子月经不调

心　寸
肝　关
肾　尺

浮
中
沉

右尺脉迟

浮
中
沉

寸　肺
关　脾
尺　肾　→　命门火衰

溏泄
大便泄下色青黑
尿清
腹痛肠鸣

零基础轻松学脉诊

👉 缓脉

【典籍说脉】

《濒湖脉学》说缓脉的脉象："缓脉，去来小駃于迟（《脉经》）。一息四至（戴氏）。如丝在经，不卷其轴，应指和缓，往来甚匀（张太素）。如初春杨柳舞风之象（杨玄操）。如微风轻飐柳梢（滑伯仁）。"

●体状诗

缓脉阿阿四至通，柳梢袅袅飐轻风。欲从脉里求神气，只在从容和缓中。

●相类诗

见迟脉。

● 主病诗

缓脉营衰卫有余，或风或湿或脾虚。上为项强下痿痹，分别浮沉大小区。

寸缓风邪项背拘，关为风眩胃家虚。神门濡泄或风秘，或是蹒跚足力迁。

缓脉是相对于正常脉象而言的，通常在脉搏的位置和脉管上并没有特殊表现。如果脉搏的形态和势力是和缓而均匀的，那么就属于正常脉象。如果脉搏感觉迟缓而松懈，且频率较正常脉搏低，也就是说每一呼吸间脉搏次数为四次，那么就属于病理特征。

缓脉的脉搏节律较迟缓，每次呼吸之间的脉搏跳动四次，手指的感觉上就像摸到缝纫机上没有拉紧的线一样。脉象表现是柔和舒缓的，有着均匀的节律，就像柳条被风吹过的感觉。

缓脉主湿，或主脾虚。脾气虚弱或者湿邪内困时，气血运行不通畅，气血不足以充盈脉管，从而出现脉来怠缓的缓脉。

■【脉象诊断】

诊脉时，指下脉象的搏动通常细软无力，很少出现强而有力的脉象，这一特征与迟脉并不相同。由于缓脉的气血运行比较缓慢，因此两次搏动的间隔时间比正常脉稍长。如图 3-14 所示。

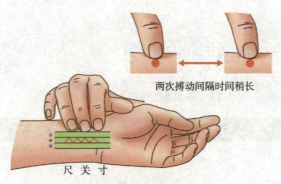

两次搏动间隔时间稍长

尺 关 寸

图 3-14 缓脉脉象搏动示意图

缓脉通常表示卫气与营气不协调，卫气过强而营气较弱，主要原因可能是风邪、湿邪等外感因素，也可能是脾虚导致的。在临床上，缓脉可以表现为颈项强直、肢体软弱甚至无力等症状。在诊察缓脉时，还需要结合脉搏的浮沉大小，来区分病症的表里虚实情况。

外感风邪主要会引起寸部的缓脉，从而导致颈项和腰背的拘急不利。关部的缓脉主要与肝经不畅、眩晕或脾胃虚弱有关。尺部的缓脉可主导脾肾阳虚引起的腹泻或大肠干燥引起的便秘，同时也会看到肝肾不足引起的足膝酸软和行走不利的情况。

【脉象鉴别】

缓脉与迟脉、涩脉类似，具体见表3-23。

表3-23　缓脉与迟脉、涩脉的鉴别

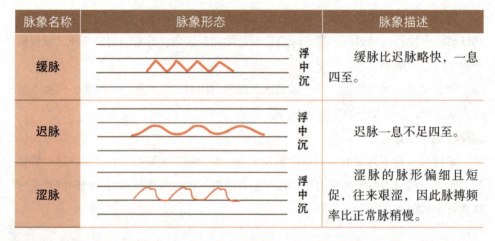

脉象名称	脉象形态		脉象描述
缓脉		浮中沉	缓脉比迟脉略快，一息四至。
迟脉		浮中沉	迟脉一息不足四至。
涩脉		浮中沉	涩脉的脉形偏细且短促，往来艰涩，因此脉搏频率比正常脉稍慢。

【看脉象知病症】

缓脉脉象对应病症表现及说明见表3-24。

表3-24　缓脉脉象对应病症表现及说明

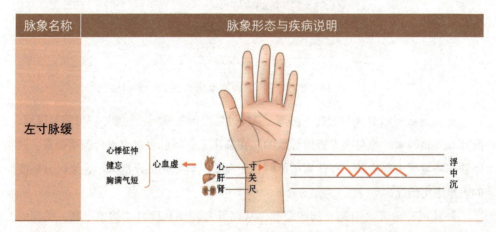

脉象名称	脉象形态与疾病说明
左寸脉缓	心悸怔忡 健忘 胸满气短 ← 心血虚　心 寸／肝 关／肾 尺　浮中沉

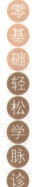零基础轻松学脉诊

脉象名称	脉象形态与疾病说明

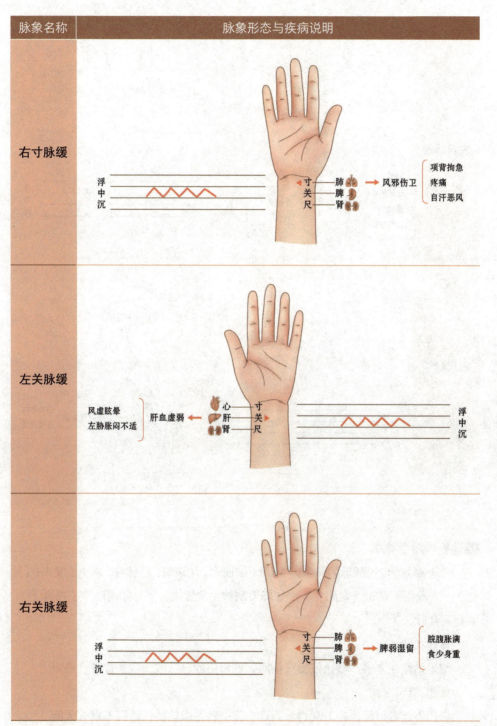

右寸脉缓

浮中沉

寸关尺

肺脾肾 → 风邪伤卫

项背拘急
疼痛
自汗恶风

左关脉缓

风虚眩晕
左胁胀闷不适

肝血虚弱 ← 心肝肾

寸关尺

浮中沉

右关脉缓

浮中沉

寸关尺

肺脾肾 → 脾弱湿留

脘腹胀满
食少身重

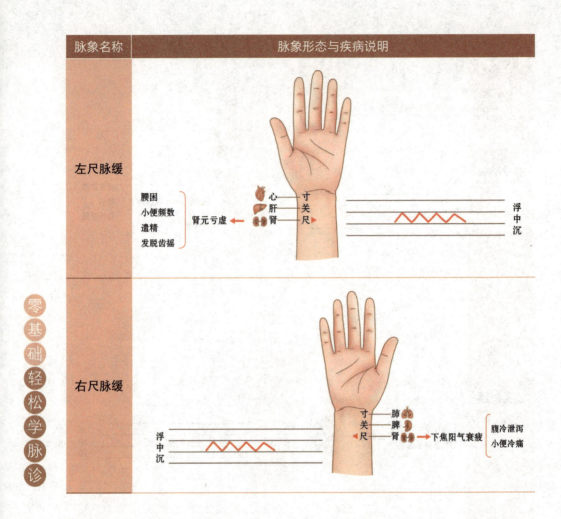

脉象名称	脉象形态与疾病说明
左尺脉缓	腰困 小便频数 遗精 发脱齿摇 肾元亏虚 心 肝 肾 寸 关 尺 浮 中 沉
右尺脉缓	浮 中 沉 寸 关 尺 肺 脾 肾 下焦阳气衰疲 腹冷泄泻 小便冷痛

👉 涩脉

【典籍说脉】

《濒湖脉学》说涩脉的脉象："涩脉，细而迟，往来难，短且散，或一止复来（《脉经》）。叁伍不调（《素问》）。如轻刀刮竹（《脉诀》）。如雨沾沙（通真子）。如病蚕食叶。"

●体状诗

细迟短涩往来难，散止依稀应指间。如雨沾沙容易散，病蚕食叶慢而艰。

●相类诗

叁伍不调名曰涩，轻刀刮竹短而难。微似秒芒微软甚，浮沉不别有无间。

零基础轻松学脉诊

●主病诗

涩缘血少或伤精，反胃亡阳汗雨淋。寒湿入营为血痹，女人非孕即无经。

寸涩心虚痛对胸，胃虚胁胀察关中。尺为精血俱伤候，肠结溲淋或下红。

涩脉的特点是细小而短；脉搏的搏动往来迟滞，非常不流畅；甚至可能出现三五不匀的情况。过去的医学家用了很多比喻来形容涩脉：有人比喻为"轻刀刮竹"，形容脉搏的阻滞和不畅；有人比喻为"如雨滴在沙上"，形容涩脉的不流畅。还有的比作"病虫啃食叶子"，形容搏动缓慢而困难。《诊家正眼》说："盖涩脉往来迟难，有类乎止，而实非止也。又曰：'细而迟，往来难。'且涩者，乃浮分多而沉分少，有类乎散而实非散也。"这是符合实际情况的。不论指下脉象搏动的强弱，脉管的搏动出现在"浮、中、沉"的哪部，都会感觉指下的脉象往来十分艰涩。

【脉象诊断】

涩脉脉搏的往来搏动非常迟滞而不流畅。触摸时，会感受到与散脉和歇止脉有相似之处，但涩脉既不像散脉那样无根无蒂，也不像歇止脉那样间歇停止，而是像细雨滴在沙土上或病虫啃食叶子的样子，非常缓慢而不流畅。切脉时主要用指前端细辨脉体的粗细长短，搏动的强弱和节律，脉势起伏往来的滑利程度，可以深切体会到涩脉的特点。如图3-15、图3-16所示。

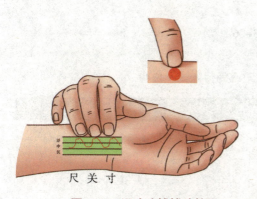

图 3-15　涩脉脉搏搏动较强

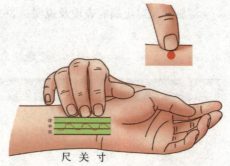

图 3-16　涩脉脉搏搏动较弱

涩脉形成的主要原因通常是营血不足和精液损伤。因此，严重的反酸和大量出汗导致津液耗损，往往会出现涩脉。寒湿邪气侵入营分，导致血流滞塞，如血痹等疾病，脉象也常常呈现涩脉。若妇女怀孕而出现涩脉，说明血液供应不足以滋养胎儿；若不孕者出现涩脉，则可能是精血亏损，难以受孕。

由于心血虚损从而导致胸部疼痛的情况下，寸部一般会出现涩脉。而由于肝气郁滞引起的两侧胁部胀满，关部一般会出现涩脉。当下焦的精血受损而导致遗精、阳痿、不孕不育等症状时，尺部一般会出现涩脉。

【脉象鉴别】

涩脉与结脉的鉴别，脉象都是比较迟缓。具体见表3-25。

表3-25 涩脉与结脉的鉴别

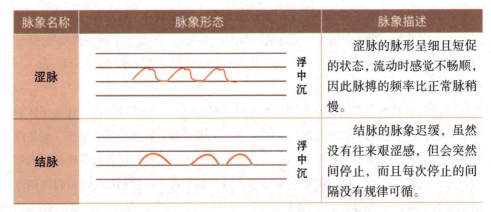

脉象名称	脉象形态	脉象描述
涩脉	浮中沉	涩脉的脉形呈细且短促的状态，流动时感觉不畅顺，因此脉搏的频率比正常脉稍慢。
结脉	浮中沉	结脉的脉象迟缓，虽然没有往来艰涩感，但会突然间停止，而且每次停止的间隔没有规律可循。

【看脉象知病症】

涩脉脉象对应病症表现及说明见表3-26。

表3-26 涩脉脉象对应病症表现及说明

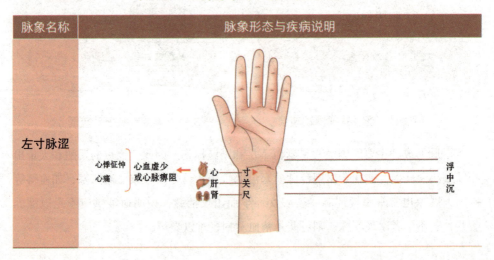

脉象名称	脉象形态与疾病说明
左寸脉涩	心悸怔忡 心痛 — 心血虚少 或心脉痹阻 — 心 肝 肾 寸 关 尺 — 浮中沉

零基础轻松学脉诊

脉象名称	脉象形态与疾病说明
右寸脉涩	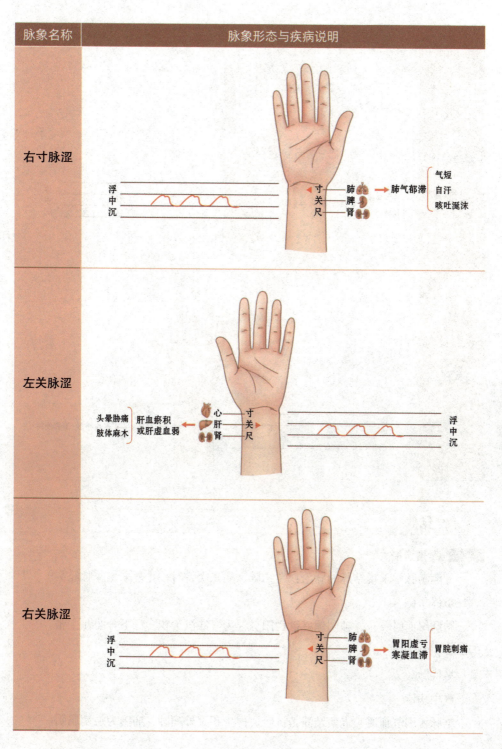
左关脉涩	
右关脉涩	

浮
中
沉

寸 肺 ◄ → 肺气郁滞 → 气短
关 脾   自汗
尺 肾   咳吐涎沫

头晕胁痛
肢体麻木 ← 肝血瘀积
或肝虚血弱 ← 心 寸
                肝 关 ►
                肾 尺

浮
中
沉

浮
中
沉

寸 肺
关 脾 ◄ → 胃阳虚亏 → 胃脘刺痛
尺 肾   寒凝血滞

93

脉象名称	脉象形态与疾病说明
左尺脉涩	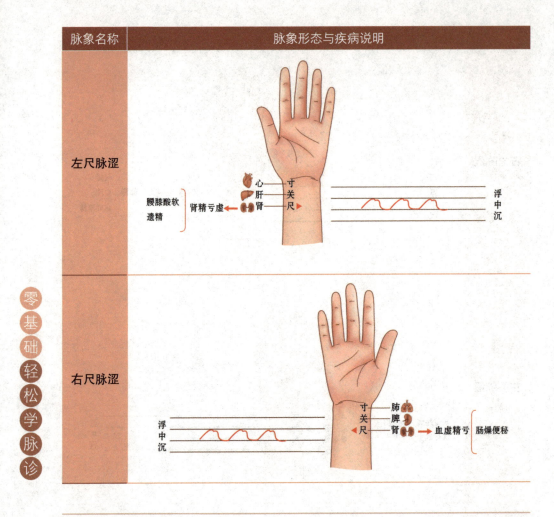
右尺脉涩	

心 寸
肝 关
肾 尺

腰膝酸软
遗精

肾精亏虚

浮中沉

寸 肺
关 脾
尺 肾

血虚精亏 肠燥便秘

浮中沉

结脉

【典籍说脉】

《濒湖脉学》说结脉的脉象："结脉，往来缓，时一止复来（《脉经》）。"

● 体状诗

结脉缓而时一止，独阴偏盛欲亡阳。浮为气滞沉为积，汗下分明在主张。

● 相类诗

见代脉。

● 主病诗

结脉皆因气血凝，老痰结滞苦沉吟。内生积聚外痈肿，疝瘕为殃病属阴。

零基础轻松学脉诊

结脉的脉搏表现为缓慢往来，有时可能会有一次停止，停止后又继续搏动。结脉是由于阴寒偏盛，寒气内结于体内，自身阳气不足以对抗而阴盛阳衰所导致的症状。如果脉搏浮而有力，但出现了结脉，这表示寒邪停滞在卫表中，应该采用辛温发汗的方法来驱除表寒；如果脉搏沉而有力，但出现了结脉，这表明阴寒凝结，气机受阻，应该采用辛通导滞的方法来行气通滞，祛除阴寒的症状。

【脉象诊断】

诊脉时，指下脉象的搏动可能细软无力，也可能十分强而有力。由于结脉的气血运行比较缓慢，因此两次搏动间隔时间较长，偶尔一次的停止，并且每次搏动的间隔停止是没有规律的。如图 3-17 所示。

结脉的出现往往是由于气血凝滞所致。例如，痰液凝滞、疮疡、癥瘕积聚等情况都可以导致气血流通受阻而出现结脉。然而，与促脉相比，结脉主要与寒邪有关，属于阴证的范畴。

结脉会表现为结而有力或结而无力两种脉象。

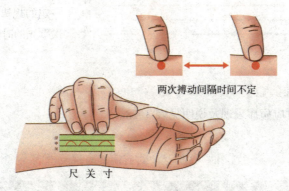

两次搏动间隔时间不定

尺 关 寸

图 3-17 结脉脉象搏动示意图

结而有力：主要是阴盛气结的表现，例如血瘀、痰饮、积食、气滞等情况，通常会出现结而有力的脉象。

结而无力：主要是气血虚弱的表现，例如虚劳成疾、迁延不愈等情况，通常会出现结而无力的脉象。

【脉象鉴别】

结脉与促脉、代脉的鉴别，脉象都具有突然歇止的特点，具体见表 3-27。

表 3-27　结脉与促脉、代脉的鉴别

脉象名称	脉象形态	脉象描述
结脉	浮中沉	结脉的脉象迟缓，每次歇止的间隔无规律可循，歇止的时间比较短暂。
促脉	浮中沉	促脉的脉象急数，每次歇止的间隔无规律可循，歇止的时间比较短暂。
代脉	浮中沉	代脉比促脉迟缓，每到一定的规律就突然歇止，每次歇止的时间较长。

【看脉象知病症】

结脉脉象对应病症表现及说明见表 3-28。

表 3-28　结脉脉象对应病症表现及说明

脉象名称	脉象形态与疾病说明

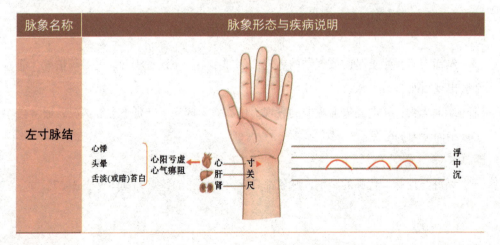

左寸脉结

心悸
头晕
舌淡(或暗)苔白

心阳亏虚
心气痹阻 ← 心肝肾

寸关尺

浮中沉

零基础轻松学脉诊

脉象名称	脉象形态与疾病说明

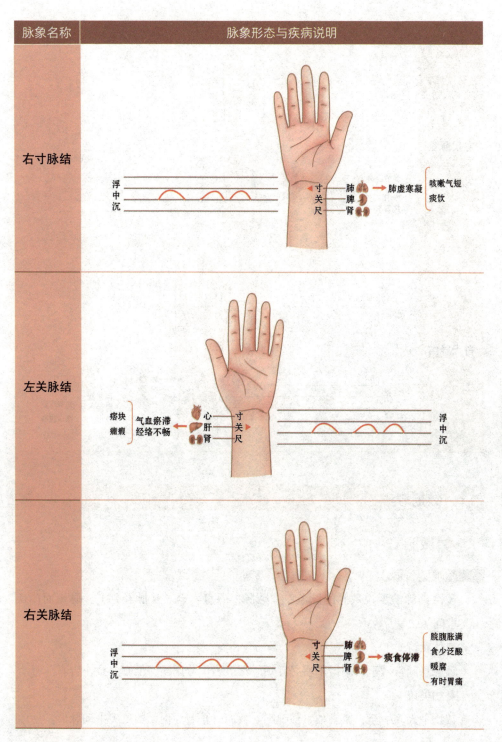

右寸脉结

浮
中
沉

寸 — 肺 → 肺虚寒凝 ｛咳嗽气短 痰饮
关 — 脾
尺 — 肾

左关脉结

癥块
癥瘕 ｛气血瘀滞 经络不畅 ← 心 肝 肾

寸
关
尺

浮中沉

右关脉结

浮
中
沉

寸 — 肺
关 — 脾 → 痰食停滞 ｛脘腹胀满 食少泛酸 暖腐 有时胃痛
尺 — 肾

脉象名称	脉象形态与疾病说明
左尺脉结	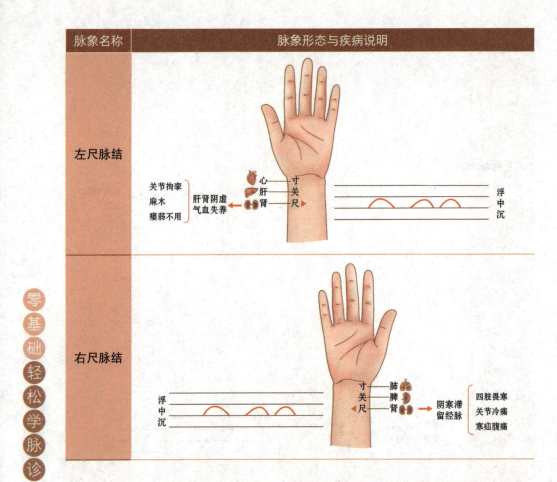
右尺脉结	

左尺脉结图注：
关节拘挛
麻木
痿弱不用 ← 肝肾阴虚 气血失养 ← 心 肝 肾 — 寸 关 尺 ——— 浮 中 沉

右尺脉结图注：
浮 中 沉 ——— 寸 关 尺 — 肺 脾 肾 → 阴寒滞 留经脉 → 四肢畏寒 关节冷痛 寒疝腹痛

![零基础轻松学脉诊（竖排侧标）]

数脉类

数脉

《濒湖脉学》说数脉的脉象："数脉，一息六至（《脉经》）。脉流而薄疾（《素问》）。"

●体状诗

数脉息间常六至，阴微阳盛必狂烦。浮沉表里分虚实，惟有儿童作吉看。

●相类诗

数比平人多一至，紧来如索似弹绳。数而时止名为促，数见关中动脉形。

● 主病诗

数脉为阳热可知，只将君相火来医。实宜凉泻虚温补，肺病秋深却畏之。

寸数咽喉口舌疮，吐红咳嗽肺生疮。当关胃火并肝火，尺属滋阴降火汤。

一般情况下，正常人的脉搏在一次呼吸中会有四到五次跳动。如果超过五次，就称为数脉。数脉是由于阳热亢盛、阴液亏损引起的病变，这种脉象在临床上经常会遇到，患者常表现为烦躁不安、神志不清，甚至发狂。表热时脉搏浮而数，里热时脉搏沉而数，实热时脉搏数而有力，虚热时脉搏数而无力。因此，数脉通常与体内存在的热象相关。然而，儿童的脉搏通常比成年人更快，一次呼吸中跳动六次，这是正常现象。

【脉象诊断】

诊察数脉时，医生指下脉象的搏动可能细软无力，也可能十分强而有力。但是，由于数脉的气血运行比较快速，因此两次搏动间隔时间较短。如图3-18所示。

出现数脉主要是由于阳气亢盛，阳盛于阴，从而导致阴液被烧灼。然而，火热既可以表现为心火、肾火，也可以分为虚火和实火。实火引起的数脉往往有力，而虚火引起的数脉则细弱无力。对于实火，适宜采用凉泻的方法进行治疗；对于虚火，则应该采用滋阴的方法进行治疗。这是辨别数脉的基本原则。对于肺阴亏

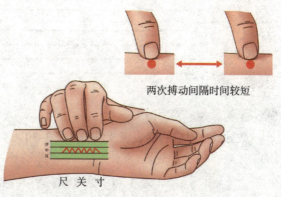

两次搏动间隔时间较短

尺 关 寸

图3-18　数脉脉象搏动示意图

虚的患者来说，尤其是在秋季，应该避免出现数脉。因为古人认为肺气与秋季有关，而秋季干燥的天气对肺阴虚的人来说并不友好。要是长时间出现数脉且细弱无力，就表明火热内盛，灼伤阴液，治疗将会变得更为困难。

左寸脉数表示上焦的心火过旺，常伴有喉咙肿痛、口腔溃疡等症状。右寸脉数则表示上焦的肺中有燥热，常伴有咳嗽咯血、肺中脓痰等症状。如果左关脉数，大多是肝火过旺；右关脉数则常是胃火内盛。如果双手尺脉都出现数脉，表示下焦的火热过盛，此时需要滋阴降火等治疗方法，以保护阴精。滋阴降火类的中药处方，通常是以生地黄、熟地黄、知母、黄檗等为主要药物。

数脉与疾脉、滑脉、动脉类似，四者的脉搏频率都比较快。具体见表 3-29。

表 3-29 数脉与疾脉、动脉、滑脉的鉴别

脉象名称	脉象形态		脉象描述
数脉		浮中沉	数脉在一息之间，脉来超过 5 次以上。
疾脉		浮中沉	疾脉的脉搏频率比数脉更快，一息七八至以上，相当于心脏跳动每分钟 140 次以上。
动脉		浮中沉	动脉好像豆子般圆滑，脉象滑数而有力，但摇摆不定。
滑脉		浮中沉	滑脉往来十分流畅，脉形圆滑流利，好像圆珠般反复旋转。

数脉脉象对应病症表现及说明见表 3-30。

表 3-30 数脉脉象对应病症表现及说明

脉象名称	脉象形态与疾病说明
左寸脉数	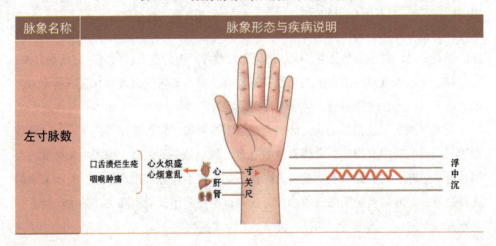

口舌溃烂生疮 咽喉肿痛　心火炽盛 心烦意乱

心　寸
肝　关
肾　尺

浮中沉

脉象名称	脉象形态与疾病说明

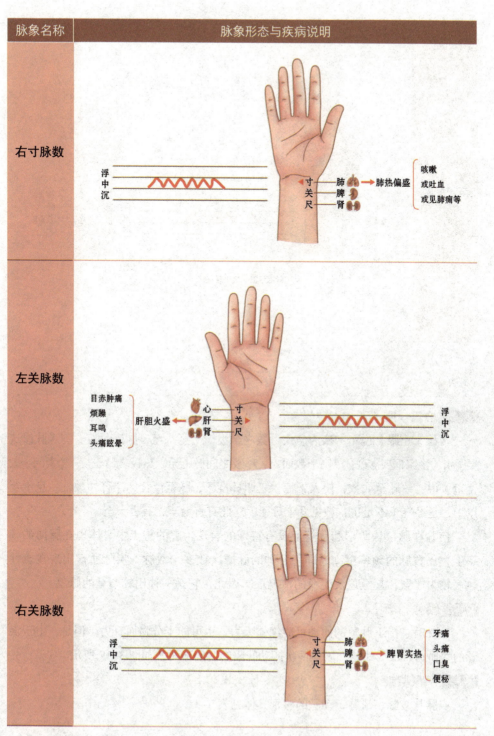

右寸脉数

浮中沉

寸关尺 肺脾肾 → 肺热偏盛 → 咳嗽 或吐血 或见肺痈等

左关脉数

目赤肿痛 烦躁 耳鸣 头痛眩晕 ← 肝胆火盛 ← 心肝肾 寸关尺

浮中沉

右关脉数

浮中沉

寸关尺 肺脾肾 → 脾胃实热 → 牙痛 头痛 口臭 便秘

两尺脉数

心 肝 肾 —— 寸 关 尺 ◀

肺 脾 肾 —— 寸 关 尺 ◀

浮 中 沉

肾阴亏损、相火旺盛

热淋
遗精
白浊
耳鸣

疾脉

【典籍说脉】

《诊家正眼》说："疾为急疾，数之至极，七至八至，脉流薄疾。"《脉诊选要》引《诊家枢要》说："快于数而疾，呼吸之间脉七至，热极之脉也。"《素问·大奇论》说："脉至如数，使人暴惊，三四日自已，脉至浮合，浮合如数，一息十至以上，是经气予不足也，微见九十日死。"此有言七至，有言十至。

疾脉在脉位、脉形和脉管上没有特殊的表现。它的特点主要体现在脉搏的频率上，比数脉的频率更高，即每分钟的脉搏次数多于数脉。疾脉通常出现在急性热病较为严重，甚至危及生命的情况下。因此，它是一种比较罕见的脉象。

【脉象诊断】

诊脉时，指下脉象的搏动可能细软无力，也可能十分强而有力。但是，由于疾脉的气血运行最为快速，因此两次搏动间隔的时间最短。如图3-19所示。

【脉象鉴别】

疾脉与数脉、滑脉、动脉的鉴别具体见表3-31。

零基础轻松学脉诊

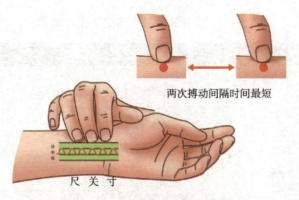

两次搏动间隔时间最短

尺 关 寸

浮中沉

图 3-19　疾脉脉象搏动示意图

表 3-32　疾脉与数脉、滑脉、动脉的鉴别

脉象名称	脉象形态		脉象描述
疾脉		浮中沉	疾脉的脉搏频率比数脉更快，一息七八至以上，相当于心脏跳动每分钟 140 次以上。
数脉		浮中沉	数脉在一息之间，脉来超过 5 次以上。
滑脉		浮中沉	滑脉往来十分流畅，圆滑流利，如圆珠般反复旋转。
动脉		浮中沉	动脉好像豆子一样圆滑，脉象滑数而有力，但摇摆不定。

【看脉象知病症】

疾脉脉象对应病症表现及说明见表 3-33。

表 3-33　疾脉脉象对应病症表现及说明

脉象名称	脉象形态与疾病说明
左寸脉疾	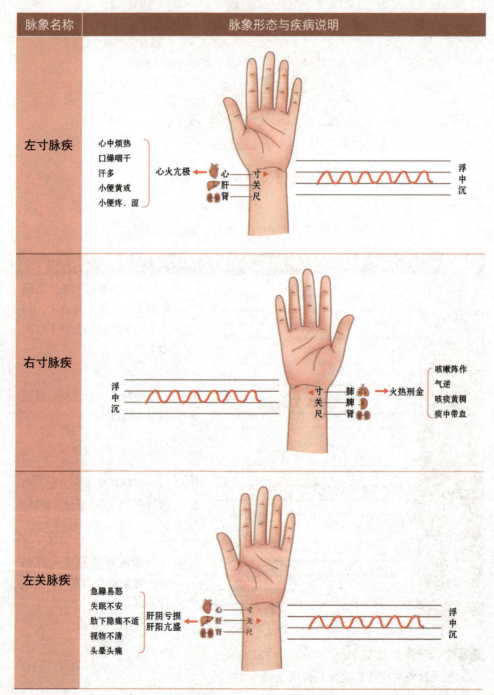
右寸脉疾	
左关脉疾	

左寸脉疾

心中烦热
口燥咽干
汗多
小便黄或
小便疼、涩

→ 心火亢极 ← 心　寸
　　　　　　　肝　关
　　　　　　　肾　尺

浮
中
沉

右寸脉疾

浮
中
沉

寸　肺
关　脾
尺　肾

→ 火热刑金

咳嗽阵作
气逆
咳痰黄稠
痰中带血

左关脉疾

急躁易怒
失眠不安
肋下隐痛不适
视物不清
头晕头痛

肝阴亏损
肝阳亢盛 ←

心　寸
肝　关
肾　尺

浮
中
沉

零基础轻松学脉诊

脉象名称	脉象形态与疾病说明

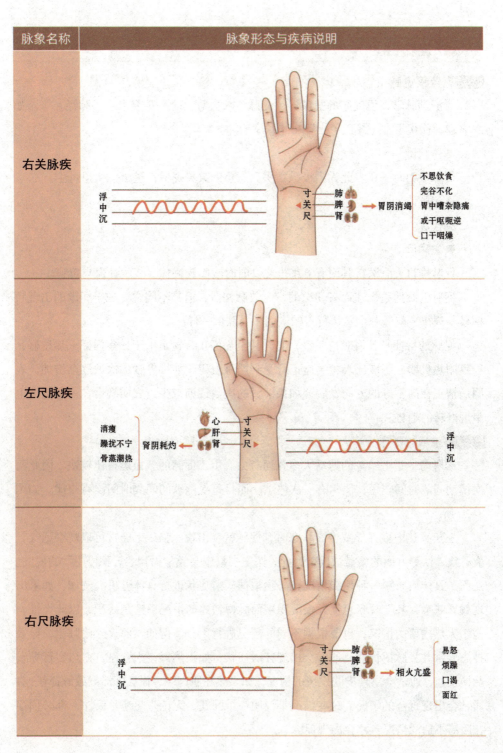

右关脉疾

浮中沉

寸关尺

肺脾肾

→ 胃阴消竭 → 不思饮食
完谷不化
胃中嘈杂隐痛
或干呕呃逆
口干咽燥

左尺脉疾

消瘦
躁扰不宁
骨蒸潮热

肾阴耗灼 ←

心肝肾

寸关尺

浮中沉

右尺脉疾

浮中沉

寸关尺

肺脾肾

→ 相火亢盛 → 易怒
烦躁
口渴
面红

☞ 促脉

《濒湖脉学》说促脉的脉象："促脉，来去数，时一止复来（《脉经》）。如蹶之趣，徐疾不常（黎氏）。"

● 体状诗

促脉数而时一止，此为阳极欲亡阴。三焦郁火炎炎盛，进必无生退可生。

● 相类诗

见代脉。

● 主病诗

促脉惟将火病医，其因有五细推之。时时喘咳皆痰积，或发狂斑与毒疽。

促脉的脉搏是快速而有间歇的，与数脉相似，但其不同之处在于间歇的出现频率极不规律，就像一个急速行走的人偶尔会跌倒一样。

促脉的特征是脉搏时快时慢，有时甚至会停止，这是由于三焦内郁火热过盛，导致阳热炎盛、阴液耗竭，气血运行受到严重阻碍。如果停顿的次数逐渐增加，表明病情正在向不好的方向发展；如果停顿的次数逐渐减少，表明病情在一定程度上呈现好转的趋势。

诊脉时，指下脉象的搏动大多强而有力。由于促脉的气血运行比较快，因此两次搏动间隔时间较短，偶尔有一次停歇，而且每次停歇的间隔时间没有规律。如图3-20所示。

三焦火热内盛并导致瘀滞状态时，促脉就会出现。临床上通常可以观察到气、血、痰、饮等方面的瘀滞情况。因此，医学书籍中会经常提到"五积停中"的说法。然而，具体属于哪一种瘀滞情况，必须根据病情症状进行具体分析。例如，如果出现频繁咳嗽，甚至呼吸急促、痰涎积聚而脉搏快速的情况，这是痰积，以此类推。至于火热内盛的情况，也要根据不同的情况进行区分。例如，邪火入侵脏腑，导致神志异常并且脉搏快速，通常会出现狂躁症状；如果热毒侵入营血，血热妄行导致脉搏快速，通常会出现皮肤发斑的情况；如果热在肌肉中，血气郁滞导致脉搏快速，通常会出现毒疽的情况。这些情况都说明一个问题，无论是热还是瘀滞，都必须存在阻滞不通的情况，才会出现促脉。

零基础轻松学脉诊

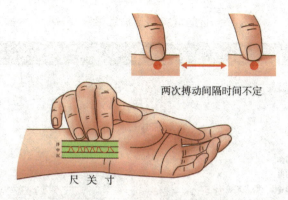

两次搏动间隔时间不定

尺 关 寸

图 3-20　促脉脉象搏动示意图

【脉象鉴别】

促脉与结脉、代脉的鉴别见表 3-34。

表 3-34　促脉与结脉、代脉的鉴别

脉象名称	脉象形态		脉象描述
促脉		浮中沉	促脉的脉象急数，每次歇止的间隔没有一定的规律，歇止的时间比较短暂。
结脉		浮中沉	结脉的脉象迟缓，每次歇止的间隔没有一定的规律，歇止的时间比较短暂。
代脉		浮中沉	代脉比促脉迟缓，每到一定的规律就突然歇止，每次歇止的时间较长。

【看脉象知病症】

促脉脉象对应病症表现及说明见表 3-35。

表 3-35　促脉脉象对应病症表现及说明

脉象名称	脉象形态与疾病说明
左寸脉促	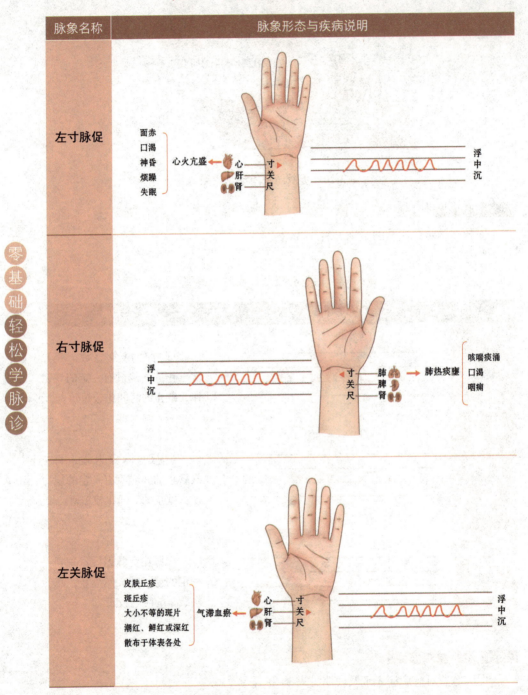
右寸脉促	
左关脉促	

面赤
口渴
神昏　心火亢盛 ← 心
烦躁　　　　　肝
失眠　　　　　肾

寸
关
尺

浮
中
沉

浮
中
沉

寸
关
尺　肺
　　脾　→ 肺热痰壅
　　肾

咳喘痰涌
口渴
咽痛

皮肤丘疹
斑丘疹
大小不等的斑片　气滞血瘀 ← 心　寸
潮红、鲜红或深红　　　　　肝　关
散布于体表各处　　　　　　肾　尺

浮
中
沉

零基础轻松学脉诊

脉象名称	脉象形态与疾病说明

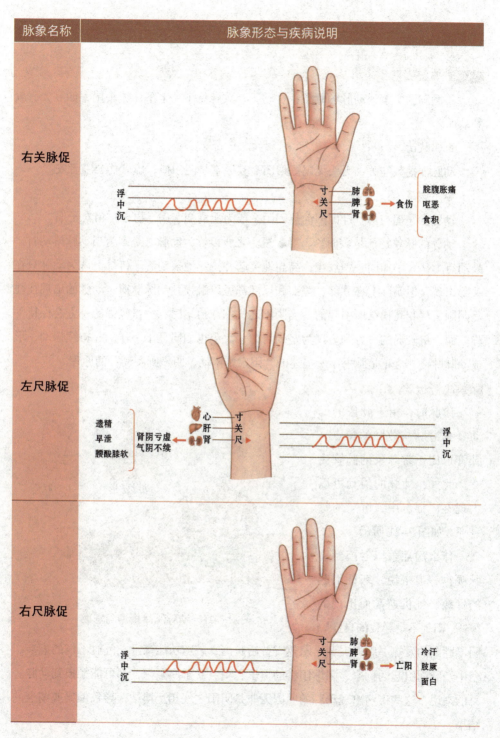

右关脉促

浮
中
沉

寸 → 肺
关 → 脾
尺 → 肾
→ 食伤

脘腹胀痛
呕恶
食积

左尺脉促

遗精
早泄
腰酸膝软

肾阴亏虚
气阴不续

心 寸
肝 关
肾 尺

浮
中
沉

右尺脉促

浮
中
沉

寸 → 肺
关 → 脾
尺 → 肾
→ 亡阳

冷汗
肢厥
面白

动脉

【典籍说脉】

《濒湖脉学》说动脉的脉象："动，乃数脉见于关上下，无头尾，如豆大，厥厥动摇。"

● 体状诗

动脉摇摇数在关，无头无尾豆形团。其原本是阴阳搏，虚者摇兮胜者安。

● 主病诗

动脉专司痛与惊，汗因阳动热因阴。或为泄痢拘挛病，男子亡精女子崩。

动脉的脉象特征是数而紧、滑、短。之所以称为动脉，是因为当动脉搏动时，鼓动有力，大小如同一颗豆粒，高高地突起并持续地摇动着。传统上认为动脉只在关部出现，但实际上在寸部、关部和尺部都可以触摸到动脉脉搏。动脉的出现往往是阴阳之气相互搏结所引起的。当阴阳之气相互搏结时，力量较强的一方会保持平静，而力量较弱的一方则表现为坚硬有力，大小也如同豆子一样，并持续摇动，形成动脉脉搏。这正是脉书中所描述的"阳虚则阳动，阴虚则阴动"的原理。

【脉象诊断】

诊脉时，指下脉象的搏动具有滑脉与数脉的特点，脉管也比正常脉象的脉管更宽。此外，动脉的搏动可以出现在"浮、中、沉"的每一部。如图 3-21 所示。

什么病症可以触摸到动脉呢？一般来说，寒证引起的疼痛、气机逆乱而出现的惊悸、阳气不足导致的自汗、

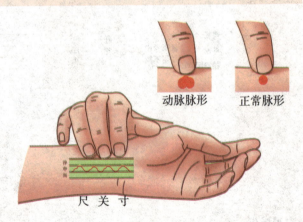

图 3-21　动脉脉象搏动示意图

阴不胜阳的发热、脾胃失调、寒热交替后腹泻、脏腑功能紊乱、气血不畅的痢疾、寒中经脉而引起的拘挛、阴虚阳盛的男子亡精、女子崩漏等，都可能触摸到动脉。总的来说，这些疾病出现动脉的原因无非是阴阳之气相互搏结，导致偏盛或偏衰的结果。

动脉与数脉、疾脉、滑脉的鉴别，这些脉搏频率都比较快。具体见表3-36。

表3-36　动脉与数脉、疾脉、滑脉的鉴别

脉象名称	脉象形态		脉象描述
动脉		浮中沉	动脉好像豆子一样圆滑，脉象滑数而有力，但摇摆不定。
数脉		浮中沉	数脉在一息之间，脉来超过5次以上。
疾脉		浮中沉	疾脉比数脉更快，一息七八至以上，相当于心脏跳动每分钟140次以上。
滑脉		浮中沉	滑脉往来十分流畅，圆滑流利，好像圆珠一样反复旋转。

【看脉象知病症】

动脉脉象对应病症表现及说明见表3-37。

表3-37　动脉脉象对应病症表现及说明

脉象名称	脉象形态与疾病说明
左寸脉动	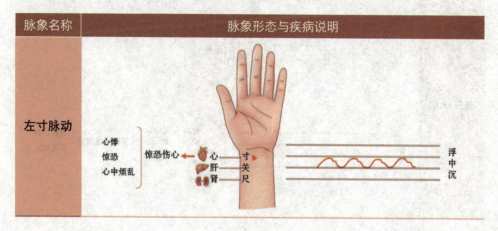

心悸
惊恐
心中烦乱

惊恐伤心　心　寸
肝　关
肾　尺

浮中沉

脉象名称	脉象形态与疾病说明

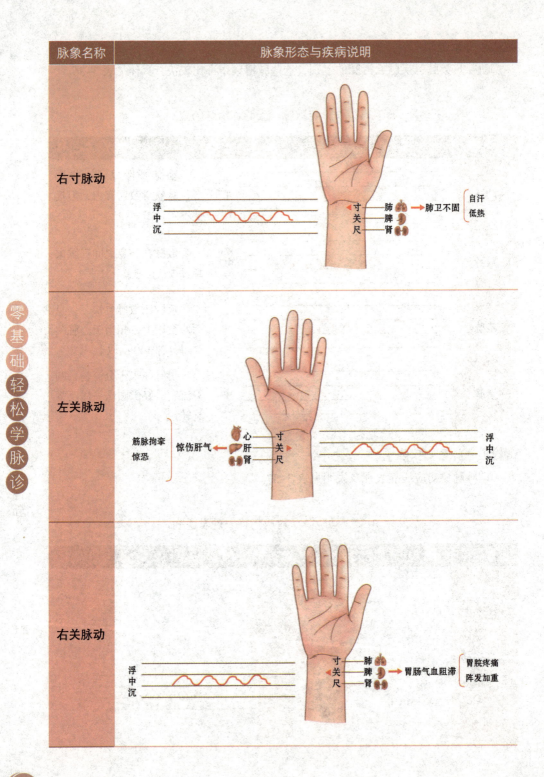

右寸脉动

浮
中
沉

寸 肺 →肺卫不固 ⎱自汗
关 脾 低热
尺 肾

左关脉动

筋脉拘挛 ⎱ 惊伤肝气 心 寸
惊恐 肝 关
肾 尺

浮
中
沉

右关脉动

浮
中
沉

寸 肺 →胃肠气血阻滞 ⎱胃脘疼痛
关 脾 阵发加重
尺 肾

零基础轻松学脉诊

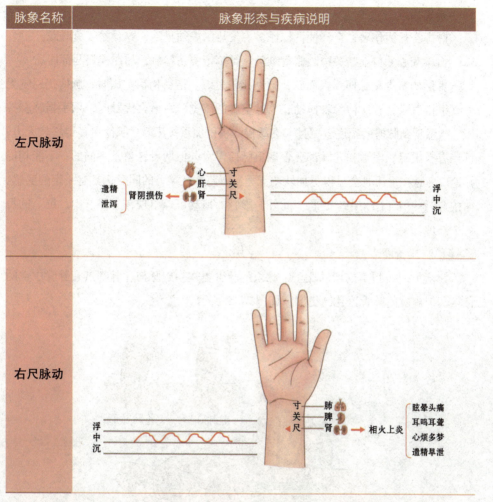

脉象名称	脉象形态与疾病说明
左尺脉动	心 肝 肾 遗精 泄泻 肾阴损伤 寸 关 尺 浮 中 沉
右尺脉动	浮 中 沉 寸 关 尺 肺 脾 肾 相火上炎 眩晕头痛 耳鸣耳聋 心烦多梦 遗精早泄

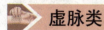

虚脉类

👉 虚脉

【典籍说脉】

《濒湖脉学》说虚脉的脉象："虚脉，迟大而软，按之无力，隐指豁豁然空（《脉经》）。"

● 体状相类诗

举之迟大按之松，脉状无涯类谷空。莫把芤虚为一例，芤来浮大似慈葱。

●主病诗

脉虚身热为伤暑，自汗怔忡惊悸多。发热阴虚须早治，养营益气莫蹉跎。

血不荣心寸口虚，关中腹胀食难舒。骨蒸痿痹伤精血，却在神门两部居。

虚脉的特点是脉搏浮大而软，脉动比较迟缓。指目稍重压时，脉搏仍感觉无力，手指下只会有一种隐隐搏动、豁然空虚的感觉。在诊察虚脉时，用手指轻轻按压，能感觉到脉搏的幅度较宽且节奏缓慢。稍稍加重按压时，脉搏更显得松软无力，且伴有空虚感。虚脉和芤脉都会表现出脉搏浮大，但两者脉象是不同的，不能相提并论。虚脉在重压时会显得更加软弱无力，但芤脉在浮大的同时仍具有一定的实感，如按葱管一般，浮大中空之状。此外，虚脉的搏动可以出现在"浮、中、沉"的每一个部位。

【脉象诊断】

诊虚脉时，指下的搏动比正常脉象的脉管更宽。虚脉与芤脉都具有脉管中空的特点，但虚脉的脉管比芤脉更细。如图 3-22 所示。

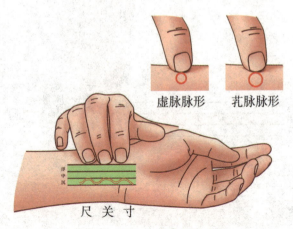

虚脉脉形　　芤脉脉形

尺 关 寸

图 3-22　虚脉脉象搏动示意图

辨别虚脉的关键是切诊时指下有无虚大而软的感觉。无论是轻轻触摸还是用力按压，虚脉都会显得软弱无力。虚脉常见于阴虚、阳虚、气虚和血虚几种情况。阴虚脉常为虚而数；阳虚脉常是虚而迟；气虚脉则呈现虚而沉的特点；血虚脉则表现为浮而虚。通过观察这些特点，可以准确判断是否为虚脉。

一般来说，正气亏损会引起虚脉的出现。例如，卫气不固引发的心血虚少，自汗导致的怔忡、心神虚弱引起的惊悸等，都属于正气亏损导致虚脉出现的结果。此外，感受暑邪引起的热证也会导致虚脉的出现，这是因为元气先受损。因此，需要通过益气来清除暑邪。而对于阴虚患者，由于阴不制阳，会出现发热的症状，此时应该通过养阴来退热。据此类推，血虚者应养血，气虚者应补气，便可对症纠偏。

心位于上焦，当心血虚损无法养心时，左手寸口脉常常呈现虚脉。脾胃位于中焦，若脾胃气虚无法消化水谷，导致腹胀食滞等症状时，右手关脉常常呈现虚脉。肾位于下焦，若精血亏损导致骨蒸、潮热、痿痹等症状时，两手尺脉常常呈现虚脉。

【脉象鉴别】

虚脉与浮脉、芤脉、濡脉、散脉的鉴别见表 3-38。

表 3-38　虚脉与浮脉、芤脉、濡脉、散脉的鉴别

脉象名称	脉象形态		脉象描述
虚脉		浮中沉	虚脉浮、中、沉取时，脉象都软弱无力，脉形细小并且有空虚感。
浮脉		浮中沉	浮脉的脉形不大不小，轻取明显，重按稍减，脉体没有空虚感。
芤脉		浮中沉	芤脉的脉位浮，脉象的外形很大内部却空空，就好像按在葱管上，有空虚感。
濡脉		浮中沉	濡脉的脉位浮，脉形细小而柔软。
散脉		浮中沉	散脉的脉位浮，好像没有根一般的散乱，脉形细小并且至数不齐。

【看脉象知病症】

虚脉脉象对应病症表现及说明见表 3-39。

表 3-39　虚脉脉象对应病症表现及说明

脉象名称	脉象形态与疾病说明

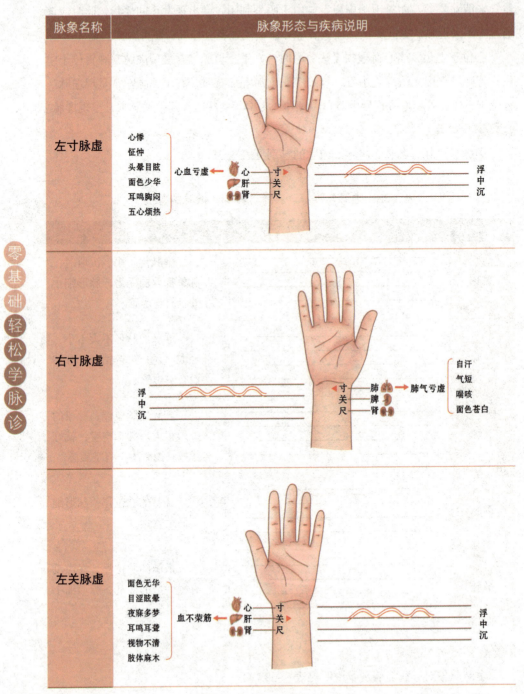

左寸脉虚

心悸
怔忡
头晕目眩
面色少华
耳鸣胸闷
五心烦热

心血亏虚 ← 心　寸
　　　　　肝　关
　　　　　肾　尺

浮中沉

右寸脉虚

浮中沉

寸　肺
关　脾
尺　肾 → 肺气亏虚

自汗
气短
喘咳
面色苍白

左关脉虚

面色无华
目涩眩晕
夜寐多梦
耳鸣耳聋
视物不清
肢体麻木

血不荣筋 ← 心　寸
　　　　　肝　关
　　　　　肾　尺

浮中沉

零基础轻松学脉诊

脉象名称	脉象形态与疾病说明

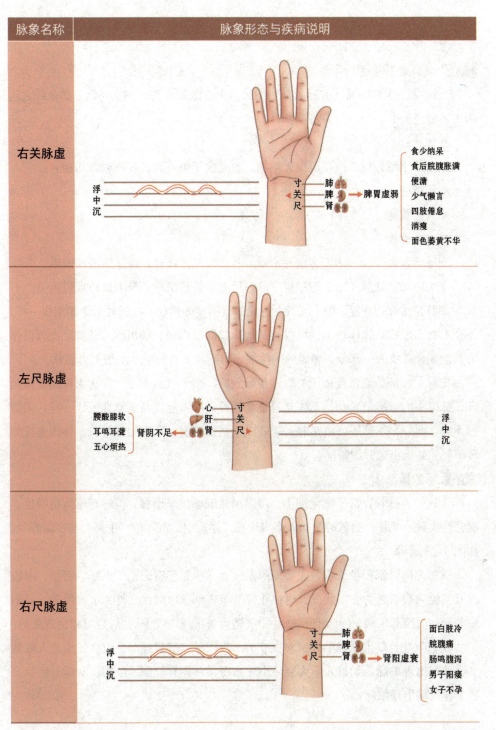

右关脉虚

浮中沉

寸 → 关 → 尺
肺
脾 → 脾胃虚弱
肾

食少纳呆
食后脘腹胀满
便溏
少气懒言
四肢倦怠
消瘦
面色萎黄不华

左尺脉虚

腰酸膝软
耳鸣耳聋
五心烦热
← 肾阴不足

心
肝
肾 → 寸
关
尺

浮中沉

右尺脉虚

浮中沉

寸 → 关 → 尺
肺
脾
肾 → 肾阳虚衰

面白肢冷
脘腹痛
肠鸣腹泻
男子阳痿
女子不孕

细脉

《濒湖脉学》说细脉的脉象："细脉，小于微而常有，细直而软，如丝线之应指（《脉经》）。"

●体状诗

细来累累细如丝，应指沉沉无绝期。春夏少年俱不利，秋冬老弱却相宜。

●相类诗

见微、濡脉。

●主病诗

细脉萦萦血气衰，诸虚劳损七情乖。若非湿气侵腰肾，即是伤精汗泄来。

寸细应知呕吐频，入关腹胀胃虚形。尺逢定是丹田冷，泄痢遗精号脱阴。

细脉是指脉搏在浮、中、沉三个位置都有明显的搏动，按压时感觉如细线一样，往来不断。细脉的脉体较小，可以与其他脉象同时出现，如沉细、弦细，也可以作为其他复合脉象的一部分，如濡脉（浮细无力而软）、弱脉（沉细无力而软）。

细脉主虚证，通常是由于气血亏虚导致的。由于气血不足，气无力推动血液循环，脉搏中的血液量较少，无法充盈整个脉管，所以触摸时感觉如细线一样，柔弱而无力。此外，细脉还可由实邪阻滞造成，例如痰湿、瘀血阻滞气机，导致血液循环不畅而呈现出细脉的情况。

【脉象诊断】

诊脉时，脉管在指下感觉细小，可以用脉细如丝来形容，但脉起落搏指明显，能分清次数。此外，细脉的搏动大多出现在"浮、中、沉"的"中部"与"沉部"。如图 3-23 所示。

脉搏之所以细得像头发，主要原因是气血虚弱。还有因七情不畅、劳伤、虚损以及其他疾病引起的虚损状况，也往往容易出现细脉。除此之外，水湿侵袭，肾阳虚弱导致的腰部疾病，也可出现细脉。阳气随大量出汗损耗等情况，也可以出现细脉。

频繁呕吐且气虚至极的人，常在寸部出现细脉；脾胃虚弱、腹胀体瘦之人常常会在关部出现细脉。如果元阳大衰，小腹寒冷，并伴有泄痢、遗精、滑泄等症状，通常在尺部出现细脉。

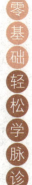

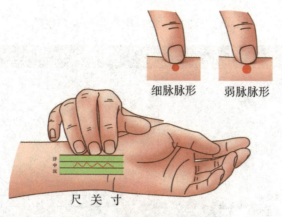

细脉脉形　　弱脉脉形

尺 关 寸

图 3-23　细脉脉象搏动示意图

【脉象鉴别】

细脉与弱脉、濡脉、微脉的鉴别见表 3-40。

表 3-40　细脉与弱脉、濡脉、微脉的鉴别

脉象名称	脉象形态		脉象描述
细脉		浮中沉	细脉的脉形细小，却应指明显，不似微脉的脉象模糊不清。
弱脉		浮中沉	弱脉的脉位沉，应指不明显，指下多感到沉细无力而软。
濡脉		浮中沉	濡脉的脉位浮，轻取即得，指下多感到浮细无力而软。
微脉		浮中沉	微脉脉位浮或沉，脉象极细极软，按之欲绝，若有若无。

【看脉象知病症】

细脉脉象对应病症表现及说明见表 3-41。

表 3-41 细脉脉象对应病症表现及说明

脉象名称	脉象形态与疾病说明
左寸脉细	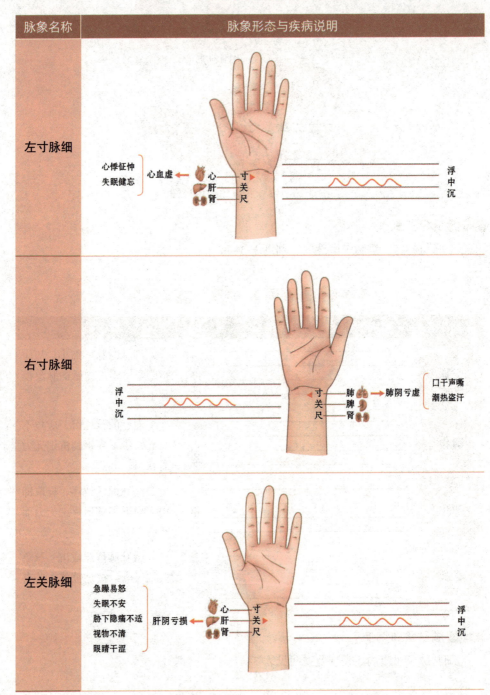
	心悸怔忡 失眠健忘 ← 心血虚 ← 心 肝 肾 寸 关 尺 浮 中 沉
右寸脉细	浮 中 沉 寸 关 尺 肺 脾 肾 → 肺阴亏虚 → 口干声嘶 潮热盗汗
左关脉细	急躁易怒 失眠不安 胁下隐痛不适 视物不清 眼睛干涩 ← 肝阴亏损 ← 心 肝 肾 寸 关 尺 浮 中 沉

脉象名称	脉象形态与疾病说明

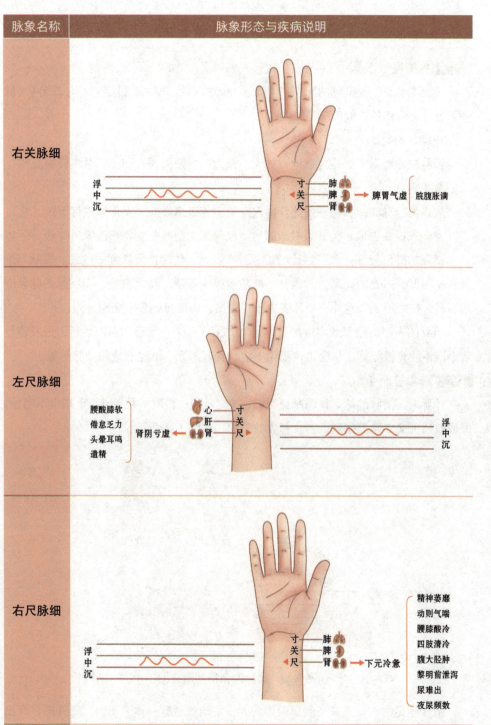

右关脉细

浮
中
沉

寸 —— 肺
关 ◄—— 脾 —► 脾胃气虚 〕 脘腹胀满
尺 —— 肾

左尺脉细

腰酸膝软
倦怠乏力 〕 肾阴亏虚 ◄——
头晕耳鸣
遗精

心 寸
肝 关
肾 尺 ►

浮
中
沉

右尺脉细

浮
中
沉

寸 —— 肺
关 —— 脾
尺 —— 肾 —► 下元冷惫

精神萎靡
动则气喘
腰膝酸冷
四肢清冷
腹大胫肿
黎明前泄泻
尿难出
夜尿频数

【典籍说脉】

《濒湖脉学》说微脉的脉象："微脉，极细而软，按之如欲绝，若有若无（《脉经》）。细而稍长（戴氏）。"

● 体状相类诗

微脉轻微瀌瀌乎，按之欲绝有如无。微为阳弱细阴弱，细比于微略较粗。

● 主病诗

气血微兮脉亦微，恶寒发热汗淋漓。男为劳极诸虚候，女作崩中带下医。

寸微气促或心惊，关脉微时胀满形。尺部见之精血弱，恶寒消瘅痛呻吟。

微脉的脉象极细极软，触诊时指下若有若无，仿佛快要断裂的丝线。微脉与细脉脉象相似，但要加以区分。微脉的脉象多模糊不清，按之欲绝，而细脉的脉象应指明显，按之不觉。此外，微脉多主阳气衰微，而细脉则多主阴血亏虚。

当身体内部的阳气或阴液严重不足时，阳气无法充分推动血液运行，进一步导致血液不能充盈脉管，从而出现模糊不清、若有似无、欲绝非绝的微脉脉象。

【脉象诊断】

诊脉时，微脉的搏动比弱脉更微弱，按之欲绝，轻取不易察觉，重按也不明显，好像摸到了又好像没摸到，若有若无的感觉。如图 3-24 所示。

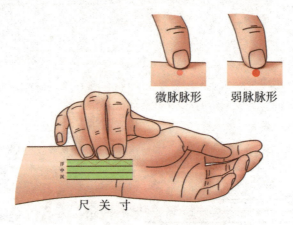

微脉脉形　　弱脉脉形

浮中沉

尺 关 寸

图 3-24　微脉脉象搏动示意图

阳气不足的人，尤其是气血两虚的人，常出现微脉；体表不固，易外感、汗出往往是由于阳气虚弱而致；男性的"五劳""六极"，女性的崩漏和带下等多因气血两虚所致，这些虚损性病症都常出现微脉。

肺气不足引起呼吸急促，心阳不振导致心悸时，在双手腕部的寸脉上常出现微脉。脾胃虚损导致运化失调、腹部胀满不适时，双手腕部的关脉常会出现微脉。肾中元阳亏损引起四肢不温、少腹冷痛，精血不足导致消渴等病症时，双手腕部的尺脉常出现微脉。

总体来说，气血两虚的人，尤其是阳气不足的人，常常会出现微脉的脉象。根据不同的病情，可以在双手腕部的不同脉搏点触摸到微脉的存在。

【脉象鉴别】

微脉与弱脉、濡脉、细脉类似，都具有细软而无力的特点。具体见表3-42。

表3-42　微脉与弱脉、濡脉、细脉的鉴别

脉象名称	脉象形态		脉象描述
微脉		浮中沉	微脉出现在浮位或沉位，脉象模糊不清，若有若无，欲绝非绝。
弱脉		浮中沉	弱脉的脉位沉，应指不明显，指下多感到沉细无力而软。
濡脉		浮中沉	濡脉的脉位浮，轻取即得，指下多感到浮细无力而软。
细脉		浮中沉	细脉的脉形细小，却应指明显，不似微脉的脉象模糊不清。

【看脉象知病症】

微脉脉象对应病症表现及说明见表3-43。

表 3-43　微脉脉象对应病症表现及说明

脉象名称	脉象形态与疾病说明

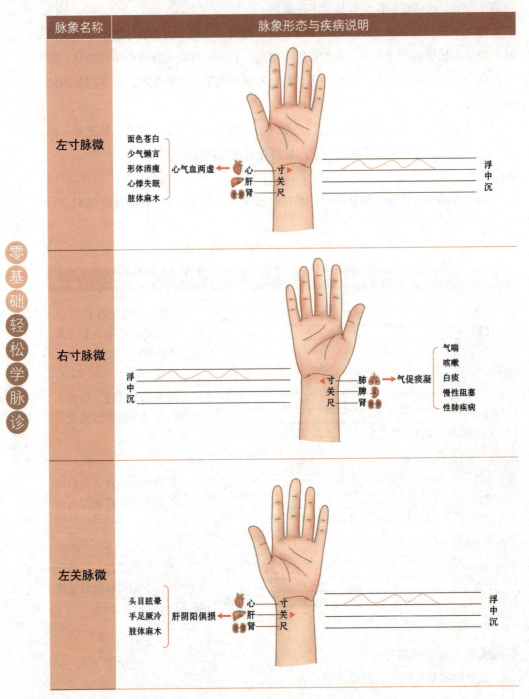

左寸脉微

面色苍白
少气懒言
形体消瘦
心悸失眠
肢体麻木

心气血两虚 ← 心 肝 肾　寸 关 尺　浮 中 沉

右寸脉微

浮 中 沉　寸 关 尺　肺 脾 肾 → 气促痰凝

气喘
咳嗽
白痰
慢性阻塞
性肺疾病

左关脉微

头目眩晕
手足厥冷
肢体麻木

肝阴阳俱损 ← 心 肝 肾　寸 关 尺　浮 中 沉

零基础轻松学脉诊

124

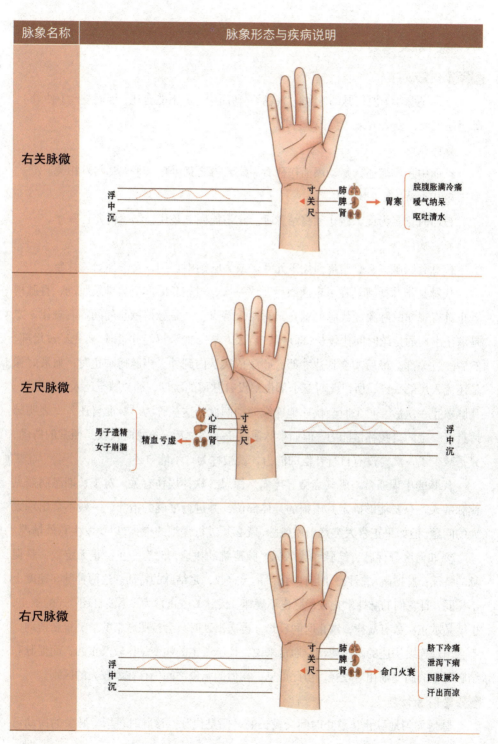

右关脉微

浮
中
沉

寸　肺
关　脾　→ 胃寒
尺　肾

脘腹胀满冷痛
嗳气纳呆
呕吐清水

左尺脉微

男子遗精　　精血亏虚
女子崩漏

心　寸
肝　关
肾　尺

浮
中
沉

右尺脉微

浮
中
沉

寸　肺
关　脾
尺　肾　→ 命门火衰

脐下冷痛
泄泻下痢
四肢厥冷
汗出而凉

☞ 代脉

【典籍说脉】

《濒湖脉学》说代脉的脉象："代脉，动而中止，不能自还，因而复动（仲景）。脉至还入尺，良久方来（吴氏）。"

● 体状诗

动而中止不能还，复动因而作代看。病者得之犹可疗，平人却与寿相关。

● 相类诗

数而时止名为促，缓止须将结脉呼。止不能回方是代，结生代死自殊途。

● 主病诗

代脉元因脏气衰，腹疼泄痢下元亏。或为吐泻中宫病，女子怀胎三月兮。

代脉是指脉搏跳动在一定次数后暂停一次，过较长时间后再继续跳动，且脉搏歇止具有规律的脉象。代脉的歇止具有两个特点：一是脉搏歇止的间隔有规律。二是歇止出现的持续时间比较长，即所谓"良久方来"。血液流经寸口时，要先经过尺部，然后经过关部，最后才会到达寸部，顺序依次从内到外。当脉搏歇止时，血液好像是还流入尺部一样，所以此时三个部位都没有脉搏的跳动，即"脉至还入尺"之意。凡脉歇止一次后，再来时会快速地连续搏动两次，这被称为"脉能自还"，表明脉搏具有一定的自我补偿能力。但如果脉搏歇止一次之后，再来时仅仅是照常的搏动，只是减少了一次，没有自行补偿的能力，就被称为"不能自还"。

代脉的出现通常与脏气衰微、疼痛、惊恐、跌扑损伤有关。对于长期患病兼见代脉的人，只要能够确定其虚损的具体部位，并进行准确的治疗，一般不会出现太大的问题。但如果正常人突然出现代脉，就必须进行仔细的检查，以免发生意外情况。

要如何区分促脉、结脉和代脉呢？脉搏跳动快速，时有一止，止无定数，是促脉的特征；脉搏跳动缓慢，时有中止，止无定数，是结脉的特征。这两种脉在速度上不相同，且它们的脉搏歇止较代脉也不规律。代脉的歇止常为"不能自还"式的歇止，也就是歇止次数有规律，歇止时间较长，再次出现时只会按照原来的节奏重新搏动，不会出现连续快速的两次搏动。通常来说，代脉所主的病变是比较严重的，而促脉和结脉所主的病变则相对较轻。由此可见，相似的脉象之间仍存在着较大的区别。

【脉象诊断】

脉搏均匀地歇止，歇止时间又较长的，便是代脉。诊脉时，指下脉象的搏动可能细软无力，也可能强劲有力。并且，由于代脉的气血无法正常运行，因此每到一定的跳动次数就突然歇止，每次歇止的时间较长。如图 3-25 所示。

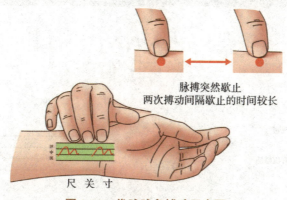

脉搏突然歇止
两次搏动间隔歇止的时间较长

图 3-25　代脉脉象搏动示意图

【脉象鉴别】

代脉与结脉、促脉的鉴别见表 3-44

表 3-44　代脉与结脉、促脉的鉴别

脉象名称	脉象形态		脉象描述
代脉		浮中沉	代脉的脉象较促脉迟缓，每到一定的规律就突然歇止，每次歇止的时间较长。
结脉		浮中沉	结脉的脉象迟缓，每次歇止的间隔没有一定的规律，歇止的时间比较短暂。
促脉		浮中沉	促脉的脉象急数，每次歇止的间隔也没有一定的规律，歇止的时间比较短暂。

【看脉象知病症】

代脉脉象对应病症表现及说明见表 3-45。

表 3-45　代脉脉象对应病症表现及说明

脉象名称	脉象形态与疾病说明

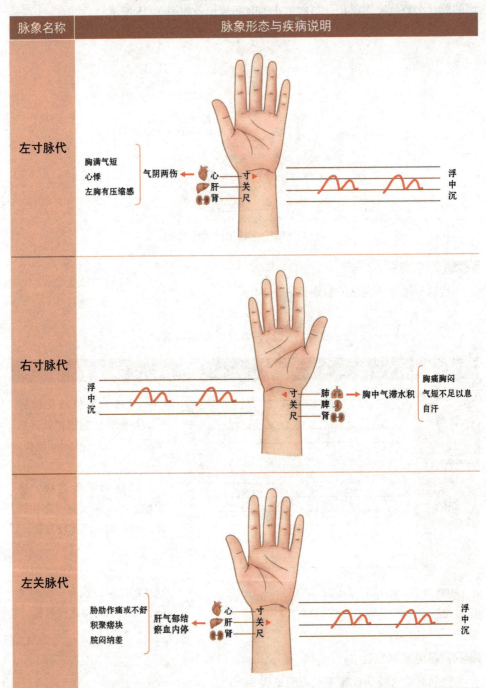

左寸脉代

胸满气短
心悸
左胸有压缩感

气阴两伤 ← 心 / 肝 / 肾　寸 / 关 / 尺　浮中沉

右寸脉代

浮中沉　寸 / 关 / 尺　肺 / 脾 / 肾 → 胸中气滞水积

胸痛胸闷
气短不足以息
自汗

左关脉代

胁肋作痛或不舒
积聚瘀块
脘闷纳差

肝气郁结
瘀血内停 ← 心 / 肝 / 肾　寸 / 关 / 尺　浮中沉

零基础轻松学脉诊

脉象名称	脉象形态与疾病说明
右关脉代	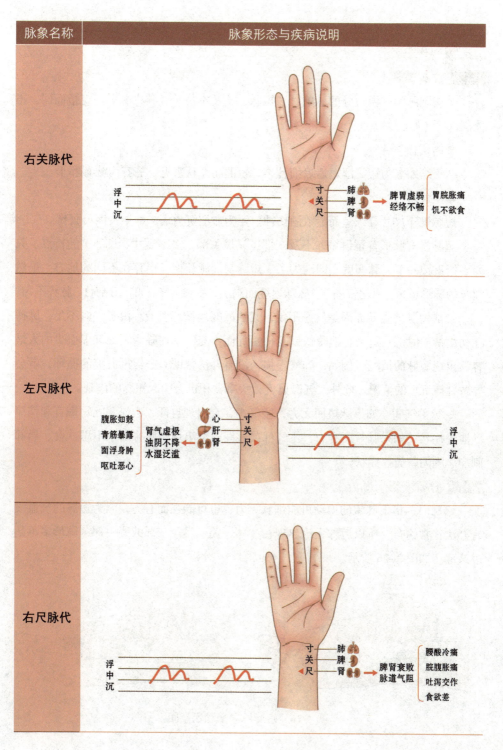 浮中沉 寸关尺 肺脾肾 脾胃虚弱 经络不畅 胃脘胀痛 饥不欲食
左尺脉代	腹胀如鼓 青筋暴露 面浮身肿 呕吐恶心 心肝肾 寸关尺 肾气虚极 浊阴不降 水湿泛滥 浮中沉
右尺脉代	浮中沉 寸关尺 肺脾肾 脾肾衰败 脉道气阻 腰酸冷痛 脘腹胀痛 吐泻交作 食欲差

短脉

《濒湖脉学》说短脉的脉象："短脉，不及本位（《脉诀》）。应指而回，不能满部（《脉经》）。"

● 体状相类诗

两头缩缩名为短，涩短迟迟细且难。短涩而浮秋喜见，三春为贼有邪干。

● 主病诗

短脉惟于尺寸寻，短而滑数酒伤神。浮为血涩沉为痞，寸主头疼尺腹疼。

短脉具有脉形首尾俱短，不及三部（只显关部，多不显寸、尺部）的特点。只要手指重按一下，脉搏就立即消失了。短脉与涩脉相似，但存在不同的地方。虽然涩脉的脉形也短，但比较细弱，脉动迟缓而艰涩，往来不畅，如轻刀刮竹，脉势不匀。

形成短脉的主要原因是气血不足，无法顺畅地循环血液。由于气血不足，脉搏在初次搏动时似乎有力，但很快就变得短促而不充实。在临床上，气虚血少的人最容易出现短脉的情况。例如，肺气虚损，没有办法帮助心脏促进血液的循环，就会导致脉搏沉短的情况。此外，气滞血瘀、痰凝食积也会引起短脉的出现。

短脉主气病。如果脉短而无力，主气虚，会出现自汗、心悸、气短懒言和伤津气泄等症状。如果脉短而有力，主气郁或气滞，会出现脘腹胀满、不思饮食、局部刺痛、胸闷胸痛等症状。

脉象诊断

诊脉时，指下脉象的搏动可能细软无力，也可能强而有力。因为短脉的气血没有办法正常输布，所以短脉无论出现在"寸、关、尺"三部的哪一部，脉形多不超过该部。如图3-26所示。

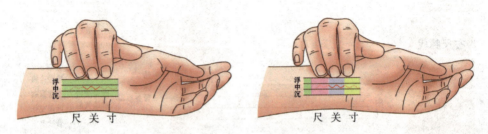

图3-26 短脉脉象搏动示意图

短脉通常在尺部和寸部这两个位置最不容易辨认。短脉的特征是脉来时呈现短促的状态，经常是气血亏损的反映。虽然也有因为酒毒药伤或湿热内盛而出现短脉的情况，但这种情况下短脉往往伴有滑数的特征。当血液不充足时，脉象多呈现浮而短的特点；而胸腹部痞满感时，脉象多呈现沉而短的特点；当阳气虚弱导致头痛时，寸部脉象多呈现短脉；当阳气虚弱导致腹痛，尺部脉象多呈现短脉，这些情况在临床上都比较常见。

【脉象鉴别】

短脉与动脉的鉴别见表3-46。

表3-46 短脉与动脉的鉴别

脉象名称	脉象形态	脉象描述
短脉	浮中沉	短脉形体短小，不能满部。
动脉	浮中沉	动脉脉体短小，好像豆子般圆滑，脉象滑数而有力，但摇摆不定。

【看脉象知病症】

短脉脉象对应病症表现及说明见表3-47。

表3-47 短脉脉象对应病症表现及说明

脉象名称	脉象形态与疾病说明
左寸脉短	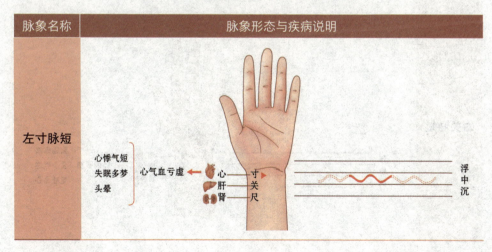 心悸气短 失眠多梦 头晕　心气血亏虚　心 肝 肾　寸 关 尺　浮 中 沉

脉象名称	脉象形态与疾病说明

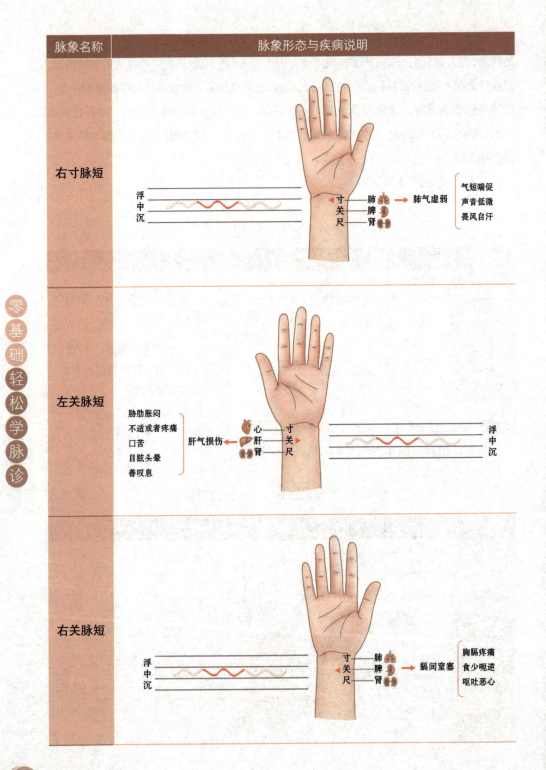

右寸脉短

浮 中 沉

寸 关 尺 — 肺 脾 肾 → 肺气虚弱

气短喘促
声音低微
畏风自汗

左关脉短

胁肋胀闷
不适或者疼痛
口苦
目眩头晕
善叹息

肝气损伤 ← 心 肝 肾 — 寸 关 尺

浮 中 沉

右关脉短

浮 中 沉

寸 关 尺 — 肺 脾 肾 → 膈间窒塞

胸膈疼痛
食少呃逆
呕吐恶心

零基础轻松学脉诊

132

脉象名称	脉象形态与疾病说明

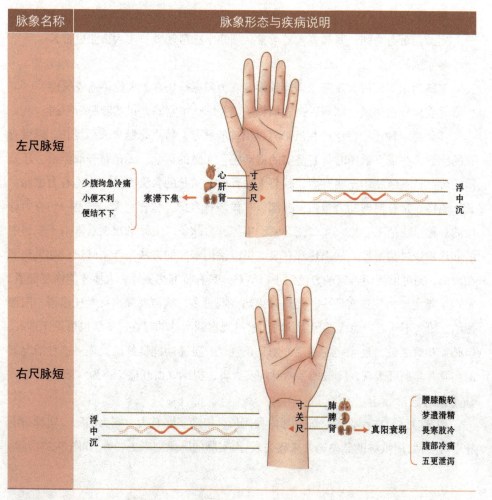

左尺脉短

少腹拘急冷痛
小便不利
便结不下
寒滞下焦 ←

心 寸
肝 关
肾 尺

浮中沉

右尺脉短

寸 肺
关 脾
尺 肾 → 真阳衰弱

腰膝酸软
梦遗滑精
畏寒肢冷
腹部冷痛
五更泄泻

浮中沉

 实脉类

☛ **实脉**

【典籍说脉】

《濒湖脉学》说实脉的脉象："实脉，浮沉皆得，脉大而长微弦，应指幅幅然（《脉经》）。"

●体状诗

浮沉皆得大而长，应指无虚幅幅强。热蕴三焦成壮火，通肠发汗始安康。

● 相类诗

实脉浮沉有力强，紧如弹索转无常。须知牢脉帮筋骨，实大微弦更带长。

● 主病诗

实脉为阳火郁成，发狂谵语吐频频。或为阳毒或伤食，大便不通或气疼。

寸实应知面热风，咽疼舌强气填胸。当关脾热中宫满，尺实腰肠痛不通。

实脉是一种无论在浮或在沉都可以出现的脉象，特点是脉来大而且长，略微有弦的感觉。在指下触摸时，有坚实的搏动感。实脉的形状，无论是轻取浮部，还是重按沉部，三部脉均充实有力，其势来去皆盛。实脉的含义有二：一是有力之脉，其脉象特点是脉搏搏动力量强，三部、三候均有力量，脉管宽大。二是一切有力脉象的总称，统括洪、长、实、弦、紧、牢等有力脉象。实脉的出现通常由于三焦中的邪热积聚过甚所致。如果热邪在表，可以使用辛凉的方法发汗来解热；如果热邪在内部，则可以使用苦寒的方法泻下以清热，只有将邪热去除，人体才能恢复健康。

实脉主要出现在实证中。当体内火热实邪过多，病情发展出现发狂谵语、阳毒便结、腑气不通、三焦火盛等症状时，常可观察到实脉的存在。实脉也可见于常人，但必兼和缓之象，且无病症表现，则是正气足、脏腑功能良好的表现。这种情况下的实脉并非病理表现，一般两手六脉均实大者，提示气血旺盛，称为六阳脉。

【脉象诊断】

切脉时，脉在浮、中、沉三部均大而长，搏动坚实有力，则为实脉。实脉与洪脉十分类似，但洪脉的脉象通常来盛去衰，而实脉的脉象则来去皆盛。如图3-27所示。

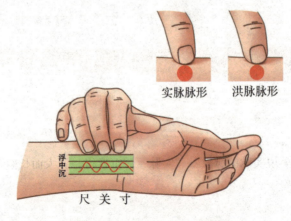

图 3-27　实脉脉象搏动示意图

零基础轻松学脉诊

134

实脉的出现通常提示因阳热邪盛和郁积不散所引起的病变。所以，如果出现伤食、谵语、便秘、气痛、发狂、呕吐、阳毒等这些症状时，多由于热邪郁积所致，常可以观察到实脉的存在。

当风热盛于上焦时，则可能出现舌根强直、咽喉疼痛、头面部发热和胸腔气满等症状，这时寸部脉大多会呈现实脉。当热邪盛于中焦，则会导致脾胃热滞，诱发腹部胀满等症状，这时关部脉大多会呈现实脉。而在下焦实热壅盛时，则可能会出现腹痛、腰痛、便秘等症状，这时尺部脉大多会呈现实脉。

【脉象鉴别】

实脉与紧脉、洪脉的鉴别见表3-48。

表3-48 实脉与紧脉、洪脉的鉴别

脉象名称	脉象形态		脉象描述
实脉		浮中沉	实脉虽然不如洪脉狂急，但不论浮取或沉取时，三部脉举按均坚实有力，其势来去皆盛，应指愊愊。
紧脉		浮中沉	紧脉脉势紧张而有力，坚搏抗指，脉来绷急弹指，状如牵绳转索。
洪脉		浮中沉	洪脉脉体宽大而浮，轻取时则充实有力，脉势状如波涛般汹涌、来盛去衰，沉取时反而略为衰弱。

【看脉象知病症】

实脉脉象对应病症表现及说明见表3-49。

表 3-49　实脉脉象对应病症表现及说明

脉象名称	脉象形态与疾病说明

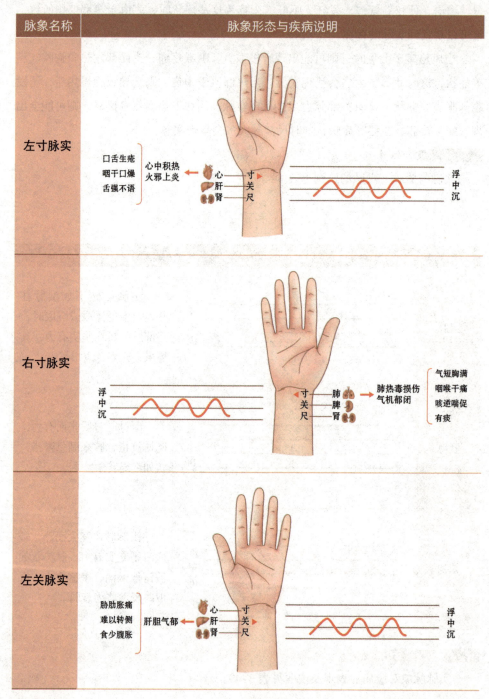

左寸脉实

口舌生疮
咽干口燥
舌强不语

心中积热
火邪上炎 ← 心 肝 肾　寸 关 尺

浮 中 沉

右寸脉实

浮 中 沉

寸 关 尺　肺 脾 肾 → 肺热毒损伤
气机郁闭

气短胸满
咽喉干痛
咳逆喘促
有痰

左关脉实

胁肋胀痛
难以转侧
食少腹胀

肝胆气郁 ← 心 肝 肾　寸 关 尺

浮 中 沉

零基础轻松学脉诊

136

脉象名称	脉象形态与疾病说明

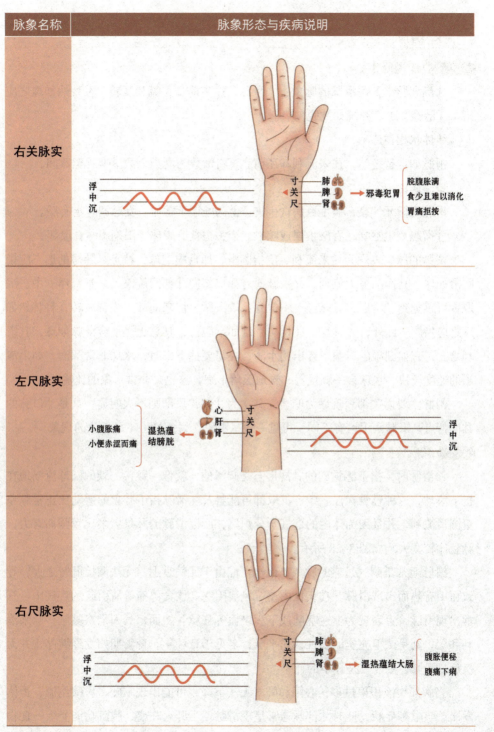

右关脉实

浮
中
沉

寸—肺
关—脾
尺—肾

→ 邪毒犯胃

脘腹胀满
食少且难以消化
胃痛拒按

左尺脉实

心
肝
肾

寸
关
尺

浮
中
沉

小腹胀痛
小便赤涩而痛

← 湿热蕴结膀胱

右尺脉实

寸—肺
关—脾
尺—肾

浮
中
沉

→ 湿热蕴结大肠

腹胀便秘
腹痛下痢

滑脉

典籍说脉

《濒湖脉学》说滑脉的脉象："滑脉，往来前却，流利展转，替替然如珠之应指（《脉经》）。漉漉如欲脱。"

● 体状相类诗

滑脉如珠替替然，往来流利却还前。莫将滑数为同类，数脉惟看至数间。

● 主病诗

滑脉为阳元气衰，痰生百病食生灾。上为吐逆下蓄血，女脉调时定有胎。

寸滑膈痰生呕吐，吞酸舌强或咳嗽。当关宿食肝脾热，渴痢癫淋看尺部。

滑脉的脉象表现为往来流利、应指圆滑、如盘中走珠，特点是脉搏的形态应指圆滑如珠，其搏动极为流利，往来脉搏有如尺部向寸部回旋滚动之感，浮、中、沉取皆可感觉到。所以，《脉经》中提到："滑脉，往来前却，流利展转，替替然如珠之应指。"此外，《脉经》还说"漉漉如欲脱"，其意也是形容滑脉如珠，其滑利之态，有如潮湿的岩洞中渗出的水滴，在将要掉下来时，水珠非常圆润，如果渗出的速度较快，水珠会一颗接着一颗地滚落下来，这也是非常形象的比喻。

滑脉主要以关部表现最为明显，其次为寸部，尺部则不大明显，这是寸口脉的共同特点。滑脉两手可有不同，可见一手呈滑象，另一只手不呈滑象的现象。

脉象诊断

诊滑脉时，指下感觉到的脉搏形态是圆滑的，就像一颗接一颗的圆球流畅地在指下滚动，这种感觉在浮、中、沉取都可能触及。滑脉指下脉象的搏动比正常脉象更圆滑流利，并且因为体内的邪气十分炽盛，所以滑脉的脉象大多比较强而有力，脉管比较宽大。如图 3-28 所示。

滑脉通常是阳气过盛的脉象，但也可能由于元气衰退，无法调控肝肾之火，导致血中有热而出现滑脉。在痰饮内盛、风痰阻塞、饮食停滞等所引起的疾病中，常常出现滑脉，可表现为上逆呕吐或下积瘀血等症状。然而，其人平素健康，脉来滑利和缓，则是荣卫充实的表现，属平脉，多见于青壮年。育龄期妇女经期停止并无疾病见滑脉，则往往是怀孕的征象。

当胸部痰液积聚过多，心阳和肺气无法下降，可能出现呕吐、胃酸倒流、舌体发胀、咳嗽等症状，此时寸部脉通常呈现滑脉。当肝火旺盛，脾脏功能受阻，食物

零基础轻松学脉诊

无法消化，关部脉常会出现滑脉。肾脏、膀胱或大肠小肠湿邪夹杂着热邪流注于下，可能会诱发淋病、痔疮、痢疾、消渴等疾病，这时尺部脉常会出现滑脉。

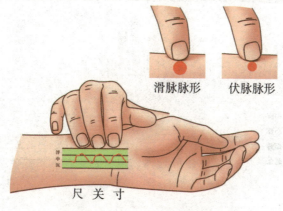

滑脉脉形　　　　伏脉脉形

尺 关 寸

图 3-28　滑脉脉象搏动示意图

【脉象鉴别】

滑脉与弦脉、动脉类似，具体见表 3-50。

表 3-50　滑脉与弦脉、动脉的鉴别

脉象名称	脉象形态		脉象描述
滑脉		浮中沉	滑脉往来十分流畅，脉形圆滑流利，好像圆珠般反复旋转。
弦脉		浮中沉	弦脉脉形端直且长，脉势较强，如按琴弦，虽然缺少圆滑的流畅感，却不超过本位。
动脉		浮中沉	动脉脉形如豆子般圆滑，脉象滑数而有力，但摇摆不定，关部尤显。

【看脉象知病症】

滑脉脉象对应病症表现及说明见表 3-51。

表 3-51　滑脉脉象对应病症表现及说明

脉象名称	脉象形态与疾病说明

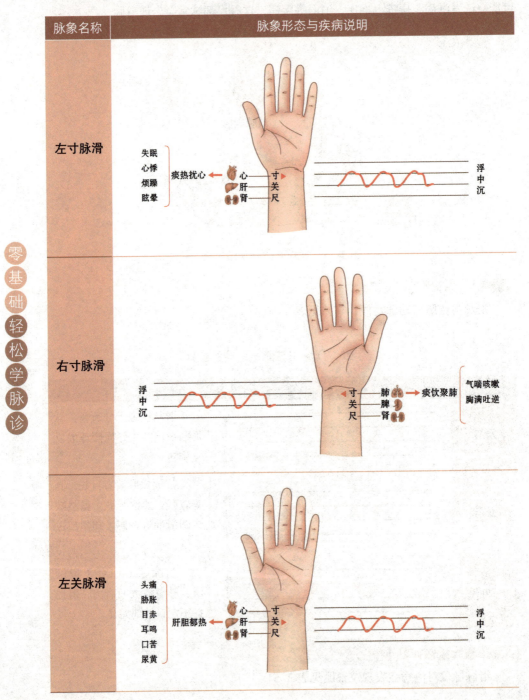

左寸脉滑

失眠
心悸
烦躁
眩晕

痰热扰心 ← 心 肝 肾　寸 关 尺

浮 中 沉

右寸脉滑

浮 中 沉

寸 关 尺 → 肺 脾 肾 → 痰饮聚肺

气喘咳嗽
胸满吐逆

左关脉滑

头痛
胁胀
目赤
耳鸣
口苦
尿黄

肝胆郁热 ← 心 肝 肾　寸 关 尺

浮 中 沉

零基础轻松学脉诊

脉象名称	脉象形态与疾病说明

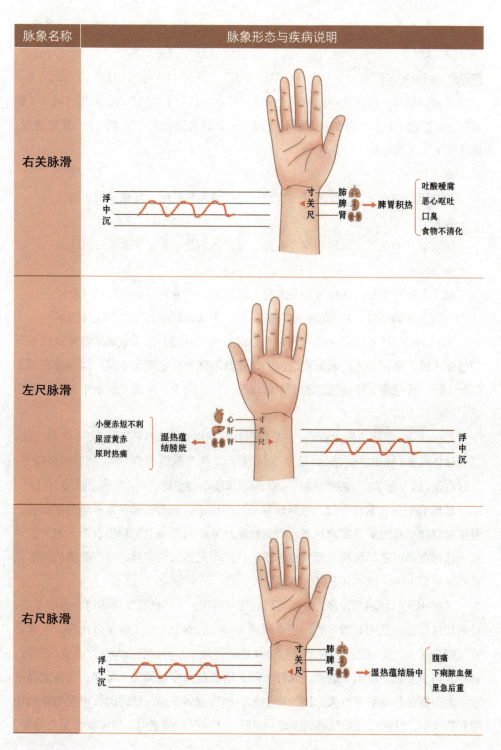

右关脉滑

浮
中
沉

寸 —— 肺
关 —— 脾
尺 —— 肾

→ 脾胃积热

吐酸嗳腐
恶心呕吐
口臭
食物不消化

左尺脉滑

小便赤短不利
尿涩黄赤
尿时热痛

湿热蕴
结膀胱 ←

心 —— 寸
肝 —— 关
肾 —— 尺

浮
中
沉

右尺脉滑

浮
中
沉

寸 —— 肺
关 —— 脾
尺 —— 肾

→ 湿热蕴结肠中

腹痛
下痢脓血便
里急后重

弦脉

《濒湖脉学》说弦脉的脉象："弦脉，端直以长（《素问》）。如张弓弦（《脉经》）。按之不移，绰绰如按琴瑟弦（巢氏）。状若筝弦（《脉诀》）。从中直过，挺然指下（《刊误》）。"

● 体状诗

弦脉迢迢端直长，肝经木旺土应伤。怒气满胸常欲叫，翳蒙瞳子泪淋浪。

● 相类诗

弦来端直似丝弦，紧则如绳左右弹。紧言其力弦言象，牢脉弦长沉伏间。

● 主病诗

弦应东方肝胆经，饮痰寒热疟缠身。浮沉迟数须分别，大小单双有重轻。

寸弦头痛膈多痰，寒热癥瘕察左关。关右胃寒心腹痛，尺中阴疝脚拘挛。

《素问》中说弦脉的脉象为两端平直而长。《脉经》中说弦脉的脉象就似张开的弓弦一样。巢元方《诸病源候论》中说弦脉的脉象按之固定不移，就像按在琴瑟弦上一样。《脉诀》中说弦脉的形象就像筝弦。《刊误》中说弦脉从中直过，像琴弦一样挺然于指下。

总体来说，弦脉有两大特点：一是脉形端直而形长，脉搏平稳跳动，不容易变化。二是脉势较强，脉道较硬，张力较大，就像被拉紧的弓弦或琴弦一样，切脉挺然指下，直起直落。以琴弦为例，两端拉紧后，弦的紧张度就会增加，而这种感觉就是"弦脉"。

弦脉和牢脉、紧脉比较，弦脉较容易分辨出来。虽然弦脉和紧脉都有紧张感，但紧脉就像是橡胶绳紧绷的状态，而弦脉是在紧绷的基础上呈现挺直的形象。弦脉和牢脉都有类似弦的形状，但是在脉搏沉伏之间只会出现牢脉，而在脉搏的沉部弦脉不一定会出现，也不会有沉伏的情况。

弦脉出现的原因有很多，主要与弦的程度有关。其弦硬程度随病情轻重而不同，轻则如按琴弦，重则如按弓弦，甚者如循刀刃。在春季，平人脉象多稍弦，尤其是肝气旺盛的人，更容易出现弦脉，初春脉道稍带敛束，所以脉如琴弦之端直而挺然。老年人精血衰减，脉道失濡养，弹性下降，所以脉象多弦硬失于柔和，这些皆属平脉。大多数弦脉与肝病有关，因为肝主筋，脉管也属于筋，脉的柔软程度与筋的松弛程度类似。肝病往往是气郁的表现，当肝气无法顺畅流通时，脉象则会呈现弦脉，

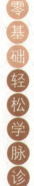

因此弦脉多与肝胆病变相关。

【脉象诊断】

诊脉时，指下脉象的搏动比滑脉更紧绷而直长，并且因为体内的邪气十分炽盛，因此弦脉的脉象大多表现为强而有力。如图3-29所示。

当肝和胆发生病变时，常出现弦脉。无论是阳邪为病还是阴邪为病，都可以出现弦脉。不过，阳邪为病时，弦脉切之常有较大且滑的感觉；阴邪为病时，弦脉通常较紧、较细。比如，痰症、饮症、疟疾、寒热往来等病变，脉象常常呈现弦脉，因此需要仔细分辨浮、沉、迟、数等特征来判定疾病的性质。

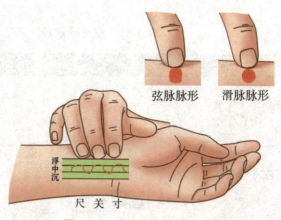

弦脉脉形　滑脉脉形

浮中沉

尺 关 寸

图3-29　弦脉脉象搏动示意图

对于痰滞胸膈和头痛等病症，由于病变在上焦，故寸脉常出现弦脉。而寒热往来、癥瘕等病症多属于肝胆经的病变，因此左关脉可能呈现弦脉。如果寒邪盛于脾胃，引发腹痛，则右关脉往往呈现弦脉。例如阴疝病（睾丸疼痛引发少腹疼痛）和两脚拘挛等病症，通常是由于肝肾虚寒引起的病变，因此两尺脉则多呈现弦脉。

【脉象鉴别】

弦脉与紧脉相似，二者脉气均紧张。具体见表3-52。

表3-52　弦脉、紧脉的鉴别

脉象名称	脉象形态		脉象描述
弦脉		浮中沉	弦脉端直而长，如按琴弦，但无绷急之势。
紧脉		浮中沉	紧弦有如切按拉紧的绳索，脉绷急有力。

弦脉脉象对应病症表现及说明见表3-53。

表 3-53　弦脉脉象对应病症表现及说明

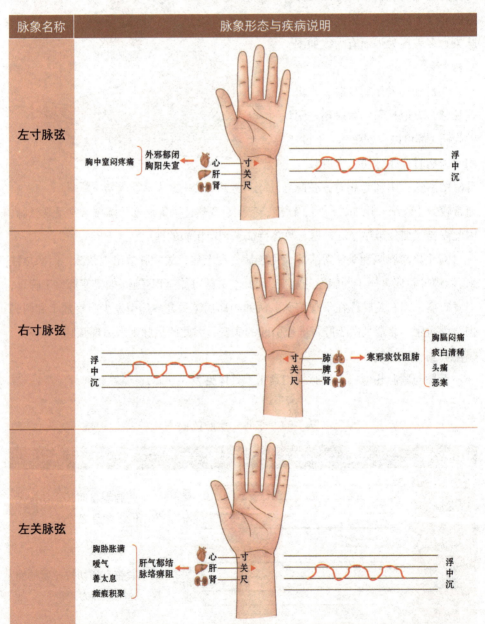

脉象名称	脉象形态与疾病说明
左寸脉弦	胸中窒闷疼痛　外邪郁闭 胸阳失宣　心 肝 肾　寸 关 尺　浮 中 沉
右寸脉弦	浮 中 沉　寸 关 尺　肺 脾 肾　寒邪痰饮阻肺　胸膈闷痛 痰白清稀 头痛 恶寒
左关脉弦	胸胁胀满 嗳气 善太息 癥瘕积聚　肝气郁结 肝络痹阻　心 肝 肾　寸 关 尺　浮 中 沉

脉象名称	脉象形态与疾病说明

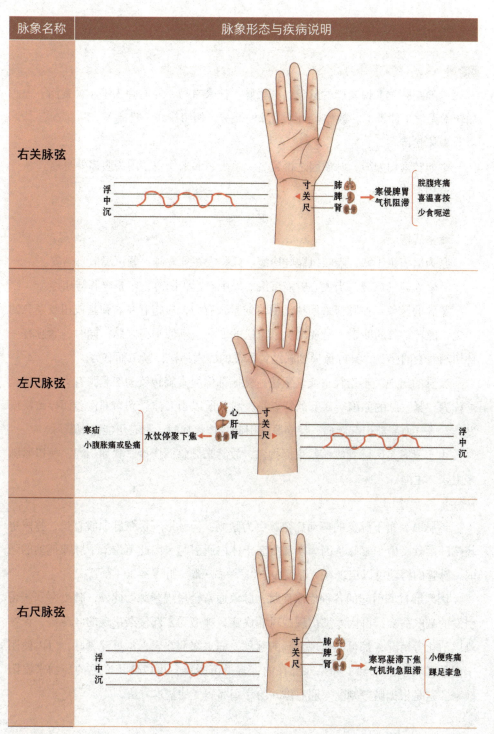

右关脉弦

浮中沉

寸 关 尺

肺 脾 肾

寒侵脾胃 气机阻滞 → 脘腹疼痛 喜温喜按 少食呃逆

左尺脉弦

心 肝 肾

寸 关 尺

寒疝 小腹胀痛或坠痛 ← 水饮停聚下焦

浮中沉

右尺脉弦

寸 关 尺

肺 脾 肾

浮中沉

寒邪凝滞下焦 气机拘急阻滞 → 小便疼痛 踝足挛急

《濒湖脉学》说紧脉的脉象："紧脉，往来有力，左右弹人手（《素问》）。如转索无常（仲景）。数如切绳（《脉经》）。如纫箄线（丹溪）。"

● 体状诗

举如转索切如绳，脉象因之得紧名。总是寒邪来作寇，内为腹痛外身疼。

● 相类诗

见弦、实。

● 主病诗

紧为诸痛主于寒，喘咳风痫吐冷痰。浮紧表寒须发越，紧沉温散自然安。

寸紧人迎气口分，当关心腹痛沉沉。尺中有紧为阴冷，定是奔豚与疝疼。

紧脉的脉象，在脉搏来回搏动的时候紧张有力，应指有左右弹指或扭绞紧急的感觉，像转动着的绳索，呈现出忽紧忽松的变化，不似平稳之脉。同时，紧脉有一种切割绳索的感觉，又好像摸到联结竹木筏的绳索那样，紧急而有力。

紧脉的出现，不论轻举或是重按，脉搏都像绳索旋转绞动般紧张有力，这就是被称为"紧"脉的原因。寒邪的特点是凝滞，所以当人体受到寒邪侵袭而导致疾病发作，或气血凝滞引起腹痛、经络紧缩引起身体疼痛时，都有可能出现紧脉。

由于紧脉是因脉管收缩紧束而拘急，故脉来绷急而搏指，状如切绳，所以紧脉多主寒、主痛。

诊脉时，指下脉象的搏动比弦脉更为紧绷，但脉形不像弦脉那般直长，脉体也较弦脉柔软。由于紧脉是因为寒邪凝滞于体内所引起，因此不论指下脉象搏动的强弱，脉管的搏动可以出现在"浮、中、沉"每一部。如图3-30所示。

因寒邪过盛引起的各种疼痛症状，脉象通常会呈现紧脉。此外，肺受寒邪侵袭引发的喘咳病症，肝因寒郁出现的风痫病症，脾遭受寒邪侵袭出现的吐冷痰、食物难以消化等情况，都可能出现紧脉的脉象。如果寒邪在表，常见浮紧脉，可以使用辛温的药物发散寒邪；如果寒邪在内，常见沉紧脉，可以使用辛热的药物来温阳散寒。这是根据脉象判断寒邪病位并治疗寒邪病变的基本方法。

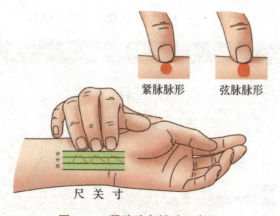

紧脉脉形　　　弦脉脉形

尺 关 寸

图 3-30　紧脉脉象搏动示意图

【脉象鉴别】

紧脉与弦脉相像，两脉脉形均紧张。具体见表 3-54。

表 3-54　紧脉、弦脉的鉴别

脉象名称	脉象形态		脉象描述
紧脉		浮中沉	紧脉的脉形紧张而有力，好像拉紧的绳索一样，弹指而绞转不定，但脉体较弦脉柔软。
弦脉		浮中沉	弦脉好像绷紧的琴弦一样，虽然缺少圆滑的流畅感，却不像紧脉弹指而绞转不定。

〔看脉象知病症〕

紧脉脉象对应病症表现及说明见表 3-55。

表 3-55　紧脉脉象对应病症表现及说明

脉象名称	脉象形态与疾病说明
左寸脉紧	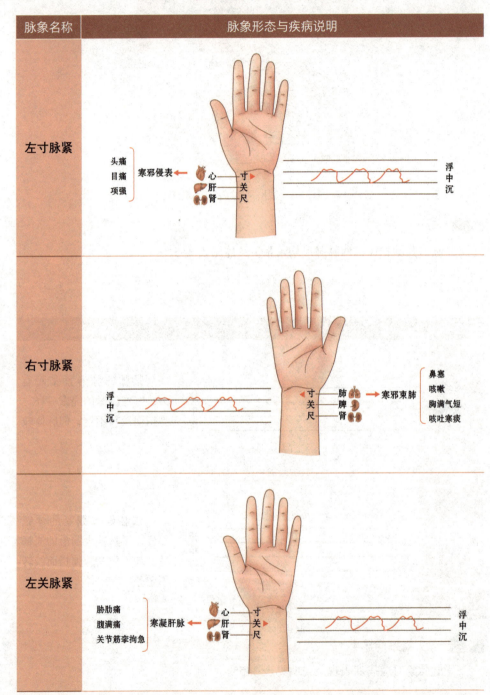 头痛 目痛 项强 ← 寒邪侵表 ← 心 肝 肾 寸 关 尺　浮 中 沉
右寸脉紧	浮 中 沉　寸 关 尺　肺 脾 肾 → 寒邪束肺 → 鼻塞 咳嗽 胸满气短 咳吐寒痰
左关脉紧	胁肋痛 腹满痛 关节筋挛拘急 ← 寒凝肝脉 ← 心 肝 肾 寸 关 尺　浮 中 沉

零基础轻松学脉诊

脉象名称	脉象形态与疾病说明

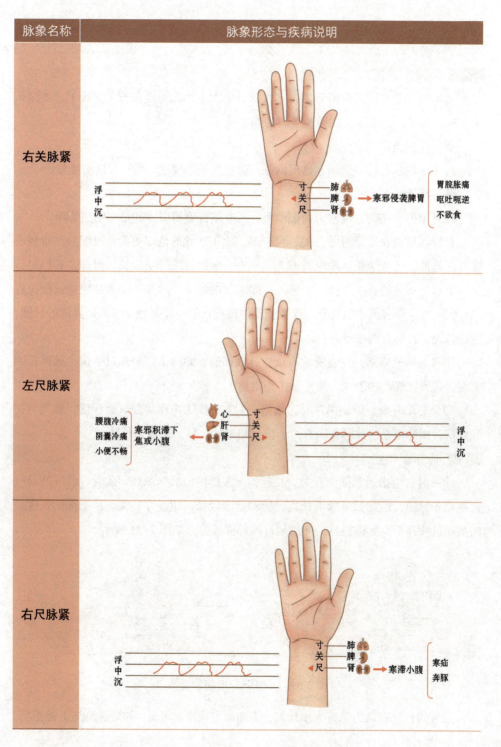

右关脉紧

浮
中
沉

寸 — 肺
关 — 脾
尺 — 肾

→ 寒邪侵袭脾胃

胃脘胀痛
呕吐呃逆
不欲食

左尺脉紧

心
肝
肾

寸
关
尺

寒邪积滞下焦或小腹 ←

腰腹冷痛
阴囊冷痛
小便不畅

浮中沉

右尺脉紧

浮
中
沉

寸 — 肺
关 — 脾
尺 — 肾

→ 寒滞小腹

寒疝
奔豚

149

☞ 长脉

《濒湖脉学》说长脉的脉象："长脉，不大不小，迢迢自若（朱氏）。如循长竿末梢，为平；如引绳，如循长竿，为病（《素问》）。"

● 体状相类诗

过于本位脉名长，弦则非然但满张。弦脉与长争较远，良工尺度自能量。

● 主病诗

长脉迢迢大小匀，反常为病似牵绳。若非阳毒癫痫病，即是阳明热势深。

长脉指脉的长度超过寸、关、尺三部，比正常脉的范围更大，可能向手指和小臂方向延伸。正常的长脉脉象既不大也不小，脉搏持续时间较长，但却柔和稳定，可以形容为"如揭长竿末梢"的感觉，即柔软的感觉。然而，如果脉象感觉像拉直的绳索一样，没有柔和的气息，或者感觉像摸抚长竿一样僵硬，那就是异常的长脉。也就是说，长脉有两种形态：

正常人精气盛满，气血充盈有余，脉气畅通，则搏击之势超过本位，脉搏长而柔缓，是形体强壮的表现，属平脉（正常脉）。

如果肝阳有余、阳盛内热时，热盛、阳亢、痰火内蕴等使气血壅盛，邪气与正气相搏，则脉道充实致脉长而有力，前后超过寸、尺，表现为长脉。

脉象诊断

诊脉时，应指通常强而有力。长脉提示人体内的邪气炽盛，此时，邪气鼓动气血壅盛于脉道，因此长脉脉形长直，搏动范围较长，超过寸、关、尺三部的长度。向前超过寸部至鱼际称溢脉，向后超过尺部称履脉。如图 3-31 所示。

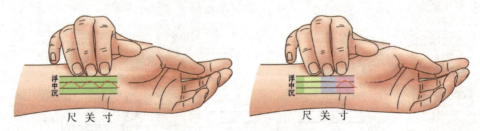

图 3-31 长脉脉象搏动示意图

正常的长脉表现为脉搏大小均匀，柔和而有规律。然而，如果脉象与正常相反，出现牵引绳索一样的紧张感，则是病理性的长脉。例如，由血分热毒、风痰引起的癫痫，或者是阳明（主要指胃、大肠）内热盛行等导致的病症，都可能出现长脉。

此外，需要注意长脉的正常脉和病理脉之间的区别。正常的长脉不仅长度超过寸部和尺部，而且脉搏也具有柔和的气息，这提示气机条畅，人体正气旺盛，老年人两尺脉长而滑实，多为长寿之脉。如果长脉呈明显紧张之势，往往提示人体阳热炽盛。尽管与弦脉相似，但弦脉长度不超过寸部和尺部。

【脉象鉴别】

长脉与弦脉类似，两者脉象均端直而长。具体见表3-56。

表 3-56　长脉、弦脉的鉴别

脉象名称	脉象形态		脉象描述
长脉		浮中沉	长脉首尾端直，超过本位，其搏动范围远超寸、关、尺三部。
弦脉		浮中沉	弦脉脉形端直而形长，但脉势较强，脉道较硬，如绷紧的琴弦一样，缺少圆滑的流畅感，却不超过本位。

【看脉象知病症】

长脉脉象对应病症表现及说明见表3-57。

表 3-57　长脉脉象对应病症表现及说明

脉象名称	脉象形态与疾病说明
左寸脉长	悸烦不宁　眠少梦多　手足心热　盗汗　口干舌燥　心火旺　心　肝　肾　寸　关　尺　浮中沉

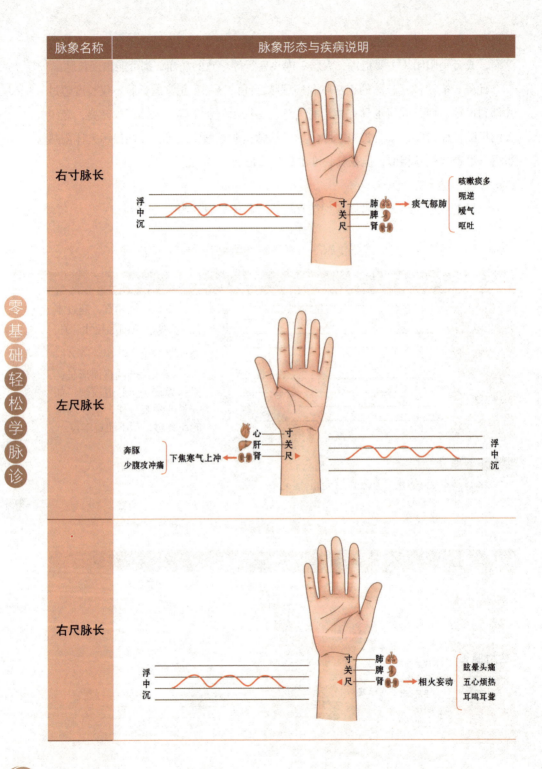

右寸脉长

浮
中
沉

寸 肺 → 痰气郁肺 → 咳嗽痰多
关 脾 呃逆
尺 肾 嗳气
呕吐

左尺脉长

心 寸
肝 关
肾 尺

奔豚
少腹攻冲痛 ← 下焦寒气上冲

浮
中
沉

右尺脉长

浮
中
沉

寸 肺
关 脾
尺 肾 → 相火妄动 → 眩晕头痛
五心烦热
耳鸣耳聋

第四章

常见病症的脉象诊断

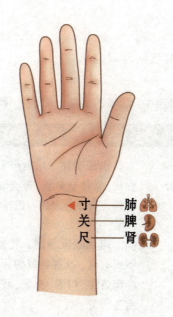

寸 —— 肺
关 —— 脾
尺 —— 肾

肺系病症

👉 咳嗽

咳嗽是一种常见病症，属于外感风寒、燥热或内伤等所致的病症。中医认为，咳嗽是由于各种病理变化导致肺部功能失调引起的一种症状。

根据中医理论，咳嗽分成外感和内伤两种类型。外感性咳嗽通常由外界的邪气入侵所致，如风寒、风热等外邪。这种咳嗽多伴有恶寒、发热、头痛等症状，咳嗽声音较轻，痰液一般为白色。内伤性咳嗽则是由内脏功能失调或病理变化引起的。根据具体病因可分为肺热咳嗽、肺阴虚咳嗽、肺燥咳嗽等。肺热咳嗽多伴有咳痰黄稠、口干咽燥、咽痛等症状；肺阴不足咳嗽则伴有干咳少痰、咽干口燥、盗汗等症状；肺燥咳嗽常伴有干咳无痰、咽干口燥等症状。

需要注意的是，咳嗽是一种症状，同时可能会与多种疾病相关，例如感冒、支气管炎、哮喘、肺结核等。

【脉象诊断】

咳嗽的脉象、病因及症状见表 4-1。

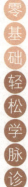

表 4-1　咳嗽的脉象、病因及症状

脉象	病因	症状
脉浮或紧	风寒袭肺	出现咽痒、咳嗽声重、气急、咳痰稀薄色白等症状，常伴有鼻塞、鼻流清涕、头痛、肢体酸楚、恶寒、发热、无汗等表现，舌苔薄白。
脉浮数或浮滑	风热犯肺	出现咳嗽频剧、气粗或咳声嘶哑、喉燥咽痛、咳痰不爽、痰黏稠或稠黄、咳时汗出等症状，常伴有鼻流黄涕、口渴、头痛、肢体酸楚、恶风、身热等表现，舌苔薄黄。
脉濡数	痰湿蕴肺	出现咳嗽反复发作、咳声重浊、胸闷气憋等症状，尤其在晨起时咳嗽更甚，痰多，痰黏腻或稠厚成块，颜色为白色或带灰白色，咳出痰后咳嗽减轻。

脉象	病因	症状
脉弦滑	肝火犯肺	出现咳嗽时面部发红、咽干口苦等症状，常感觉痰涩咽喉而难以咳出，咳痰量少且黏稠或呈絮条状，胸胁部胀痛，咳嗽时会引发疼痛。症状可能随着情绪波动而有所增减，舌质呈红色或舌边发红，舌苔薄黄且少津液。
脉细数	肺阴亏耗	出现干咳、咳声短促或痰中带有血丝、低热不退、午后颧红、盗汗、口干等症状，舌质红，舌苔少。

【预防调养】

☑ 增强自身抵抗力：好的生活习惯要保持，注意合理饮食，适当锻炼身体，确保充足睡眠，增强身体的抵抗力，降低发生咳嗽的风险。

☑ 避免外邪侵袭：咳嗽大多与外感风寒、风热等外邪有关，应尽量远离寒冷、潮湿等环境，注意保暖，避免长时间暴露在寒冷空气中，尤其是头部、颈部和胸部。

☑ 饮食需要调整：多吃清淡的食物、少吃刺激油腻和生冷食物，例如辣椒、葱姜蒜、油炸食品和冰凉饮料等。多吃含有维生素 C 的水果和蔬菜，如橙子、西瓜、葡萄、西红柿等，以增强免疫力。

☑ 保持室内空气流通：保持室内通风，避免长时间处于封闭环境中，尽量减少空调使用时间，避免过度干燥或湿度过高的环境，有助于减少咳嗽的发生。

☑ 调节情绪：情绪波动对身体健康有很大影响，应保持心情舒畅，避免长期紧张、焦虑、抑郁等不良情绪，适当进行放松活动，如散步、听音乐等，有助于调畅气机，减少咳嗽的发生。

☑ 中医调养：根据个体差异，可选择中医调养方法，如食疗、草药、针灸、拔罐、艾灸等，以增强体质，调节机体功能，改善咳嗽症状。

☞ 哮证

哮证是一种以发作性痰鸣气喘为主要表现的疾病。发作时喉咙里哮鸣有声，呼吸急促困难，严重者喘息不能平卧。它属于外感邪气引动体内的伏痰，痰气相互搏结阻塞了气道所致的一种病证。哮证的发病机制主要与肺脏功能失调和气机紊乱有关。根据中医理论，哮证可分为外感和内伤两种类型。

外感性哮证：外感哮证多由外界的邪气入侵肺部所致，主要是风寒、风热等邪气。这种哮证发作较急，多伴有寒冷感及恶寒、发热、咳嗽等症状，喘息声音较轻，发作短暂。

内伤性哮证：内伤哮证则是由于体内脏腑功能失调或病理变化所致。常见的内伤因素包括肺热、痰湿、肺阴不足、肺肾不交等。内伤哮证的发作较缓慢，喘息声音较重，呼吸困难明显，发作时间较长。

【脉象诊断】

哮证的脉象、病因及症状见表4-2。

表 4-2 哮证的脉象、病因及症状

脉象	病因	症状
脉浮紧	风寒束肺	出现呼吸急促，喉中有哮鸣如水鸡声，胸部感到紧闷，咳出的痰稀薄呈白色；同时伴有头痛、恶寒，或者伴有发热，口不渴，没有出汗的症状；舌苔薄白而滑。
脉弦滑	痰气互结	出现呼吸急促，喉中哮鸣有声，胸部感到窒闷不舒，胁部胀痛，咳嗽伴有大量痰液，痰液呈白色黏腻或泡沫状，呼吸短促，喘气，无法平卧只能坐起，舌苔白色而滑。
脉滑数	痰热壅肺	出现呼吸急促，喉中哮鸣有声，呼吸喘息粗重，胸部感到紧闷，痰液多且黏稠，呈黄色；情绪烦躁不安，体温升高伴有出汗，口渴偏好冷饮，面色红，咽部感到干燥，大便偏干；舌质红，舌苔黄腻。
脉弱或细软	肺脾气虚	平时食欲不振，胃部感到痞闷，大便不规律，有时腹泻便溏，容易出汗并畏风，经常容易感冒，尤其是在气候变化或饮食不当时容易发作。同时出现气短声低，感到疲倦无力，咳嗽的痰液清稀；舌质呈淡色，舌苔薄白或薄腻。
脉沉细数	肺肾阴虚	短气，呼吸急促，活动时加重，口腔和咽喉感到干燥，痰液少且黏稠，出现五心烦热，腰酸腿软，舌红苔少。

脉象	病因	症状
脉微欲绝	阳气暴脱	持续出现呕吐和腹泻，感到非常疲倦和呼吸急促，张口抬肩，面色呈青紫色，出汗量过多且油腻，四肢感到冰冷，呼吸微弱，舌质呈紫色，舌苔白色而滑。

【预防调养】

☑ 饮食的调理：饮食要清淡，减少摄入辛辣、油腻、刺激性食物，如辣椒、生姜、大蒜等。建议增加摄入富含维生素 C、维生素 E 和镁元素的食物，例如橘类、坚果、绿叶蔬菜等，有助于减轻炎症反应和提高免疫力。

☑ 环境清洁：保持室内环境清洁，避免尘螨、霉菌和宠物皮屑等过敏原的积聚。定期清洁和除尘，使用空气净化器和空气过滤器等方式改善室内空气质量。

☑ 避免过敏原：尽量避免接触导致过敏的物质，如花粉、尘螨、宠物毛发等。如果有过敏原暴露的环境，可以佩戴口罩或使用空气过滤器进行防护。

☑ 呼吸锻炼：进行适量的有氧运动，如散步、慢跑、太极拳等，有助于增强肺功能和改善气息循环。还可以通过深呼吸、腹式呼吸等呼吸训练来增强肺活量和调节呼吸方式。

☑ 情绪调节：保持良好的情绪状态，避免过度焦虑、紧张和情绪波动。可以通过放松训练、冥想、音乐欣赏等方式来减轻压力和调节情绪。

☑ 中医调养：根据个人体质和症状，选择适当的中医调养方法。例如，可以选择一些具有清热化痰、调理肺气作用的中药进行调理，如罗汉果、银柴胡、百合、黄芩等。

👉 肺胀

肺胀是一种肺脏功能失调或病理变化引起的一种病证。它通常表现为肺部不适感、胸闷、气短等症状，严重时可能出现咳嗽、咳痰、气喘等症状。肺胀可以是单独的疾病，也可以是其他疾病的症状之一。

【脉象诊断】

肺胀的脉象、病因及症状见表 4-3。

表 4-3　肺胀的脉象、病因及症状

脉象	病因	症状
脉弦滑	痰瘀阻肺	出现咳嗽伴有大量痰液，痰液呈白色或泡沫状，喉部有痰鸣声，喘息时无法平卧，胸部感到膨胀满溢，呼吸困难像被堵塞一般，面色呈灰白且暗淡，唇和指甲床青紫，舌质暗或紫，舌下脉络增粗，舌苔呈腻或浊腻。
脉滑数	痰热郁肺	出现咳嗽、气粗和呼吸急促，胸部感到满溢和烦躁，眼球突出，痰液颜色可能是黄色或白色，黏稠且难以咳出，可能伴有发热和微恶寒，尿液呈黄色，大便干燥，口渴且欲饮水，舌质暗红，舌苔可能是黄色或黄腻。
脉浮紧	外寒内饮	咳嗽和喘息，无法平卧，呼吸短促急促，痰液呈白色稀状或泡沫状，胸部感到膨满，口干但不想喝水，全身感到酸楚和寒冷，面色青暗，舌体肥大，舌质暗淡，舌苔白色且滑腻。
脉沉细无力或结代	肺肾气虚	呼吸浅短且难以维持，咳嗽声音低弱怯懦，胸部感到满溢且呼吸急促，严重时可能会张口抬肩或依靠支撑才能呼吸，无法平卧，痰液呈白色如泡沫，咳嗽时无法顺利排出，心慌，身体感到寒冷并出汗，面色晦暗，舌质淡或暗紫，舌苔白色而湿润。

【预防调养】

☑ 饮食调理：注意饮食清淡，可以多吃水果、蔬菜和粗粮，减少食用辛辣刺激、油腻等食物。适当吃些含有维生素 C 和胡萝卜素的食物，如橘子、红橙色蔬菜等，有助于保护肺部健康。

☑ 呼吸锻炼：经常做些有氧运动，如跳健身操、游泳、慢跑等，有助于增强肺功能和改善气息循环。还可以通过深呼吸、腹式呼吸等呼吸训练来增强肺活量和调节呼吸方式。

☑ 要对室内空气进行清洁：经常通风，按时进行打扫和去除灰尘，可以减少吸入有害物质和空气污染物。可以使用空气净化器、室内植物等改善室内空气质量。

☑ 避免烟草和有害气体：尽量远离吸烟者和二手烟环境，避免长期接触有害气体和化学物质，如油漆、清洁剂、汽车尾气等。

☑ 情绪调节：保持良好的情绪状态，避免过度焦虑、愤怒等情绪波动，可以通过放松训练、冥想、音乐欣赏等方式来调节情绪。

☑ 劳逸结合：工作、生活劳逸结合，注意休息，不过度疲劳。

☑ 中医调养：根据个人体质和症状，选择适当的中医调养方法。可选择一些具有滋阴养肺、清肺热、化痰利湿作用的中药进行调理，如麦冬、百合、银耳、枇杷叶等。

👉 肺痈

肺痈是一种肺部感染性疾病，也被称为肺脓肿。它是由于外感邪气入侵肺部，或由其他原因导致肺组织发生炎症反应，并形成脓肿所引起的疾病。

肺痈的主要症状包括发热、咳嗽、咳痰、胸痛、咳吐腥臭浊痰、气促等，严重时还可能出现血痰、胸闷、乏力等症状。同时，患者常常伴有食欲不振、口干舌燥、口苦、便秘等症状。

中医认为，肺痈的发生与体内的痰湿、热邪、毒邪等因素有关。

【脉象诊断】

肺痈的脉象、病因及症状见表4-4。

表4-4　肺痈的脉象、病因及症状

脉象	病因	症状
脉浮数而滑	风热犯肺	出现发热和微恶寒，伴有咳嗽，咳出黏液痰或黏液脓性痰，痰量逐渐增多，尤其在咳嗽时更明显；呼吸困难，口干鼻燥，舌苔呈薄黄或薄白色。
脉滑数	痰热蕴肺	身体感到明显的发热，时常感到寒冷，接着变为高热而无寒感，出现汗出和烦躁的症状，同时伴有咳嗽和呼吸急促，胸部感到满溢和疼痛，转侧不利，咳嗽时咳出混浊的痰液，呈黄绿色，自觉喉咙中有腥臭味，口干咽燥，舌质红，舌苔呈黄色且腻。

脉象	病因	症状
脉滑数或数实	脓毒蕴积	咳嗽时咳出大量带有脓血的痰液，有时痰液呈米粥汤样，散发出异常腥臭的气味，偶尔还会咳出血液。胸部感到烦满和疼痛，严重时可能导致气喘无法平卧。身体发热，面色变红，感到烦躁和口渴，喜欢喝水。舌质红，舌苔呈黄色且腻。
脉细或细数无力	正虚邪恋	身体的发热逐渐减退，咳嗽的症状也减轻，咳出的脓血逐渐减少，异味也减轻，痰液变得清稀。精神状态逐渐恢复，食欲改善。有时可能会感到胸胁隐痛，呼吸短促，自汗或盗汗，心烦，口干咽燥，面色不太红润，身体瘦弱疲乏。舌质可能呈红色或淡红色，舌苔薄。

【 预防调养 】

☑ 急性期需要卧床休息，吃一些高热量并且容易消化的食物，居住的房间要保持空气通畅，如果呼吸困难、口唇及四肢指端呈现紫色的人要进行吸氧。

☑ 脓痰多者应做体位引流或支气管镜引流。

☑ 如果药物治疗 3 个月后，脓腔仍然存在，且部位较局限者，应考虑送医院手术治疗。

☞ **肺痨**

肺痨是一种慢性传染病，也被称为肺结核。它是由结核分枝杆菌侵袭肺部引起的疾病。肺痨在中医中被归类为痨核病，主要特点是病程长、痰多、咳嗽、咯血等症状。中医认为，肺痨的发生与人体的正气虚弱、体质亏损以及外感邪气侵袭等因素有关。

【 脉象诊断 】

肺痨的脉象、病因及症状见表 4-5。

表 4-5 肺痨的脉象、病因及症状

脉象	病因	症状
脉细数	阴虚火旺	出现呛咳和呼吸急促，痰液量少且黏稠，或咳出黄色浓稠的痰液，痰量较多，时常咳出鲜红色的血液。午后出现潮热、全身骨头仿佛蒸煮般的热感，心烦躁、五心烦热、颧部发红。盗汗量较多，口渴心烦，失眠，急躁易怒。有时可能会感到胸胁掣痛，男性可能会出现遗精，女性出现月经不调，身体逐渐消瘦。舌体呈红色且干燥，舌苔薄黄或有剥落现象。
脉微细而数或虚大无力	阴阳两虚	出现咳逆和喘息，呼吸困难，咳嗽时痰液呈白色或夹杂血丝，血色暗淡。出现潮热、自汗和盗汗的症状。声音嘶哑或失去声音。面部浮肿，四肢肿胀，心慌，肢体感觉冷。有时可能会出现夜间泄泻，口舌糜烂。男性可能会出现滑精或阳痿，女性月经量少或闭经。舌质淡紫色，表面光滑，口中少有津液。
脉细弱而数	气阴耗伤	咳嗽无力，呼吸短促，声音低沉，咳出的痰液清稀且呈白色，偶尔夹杂血丝或咯血，血色淡红。午后出现潮热，同时伴有畏风、怕冷、自汗和盗汗的症状。食欲下降，精神疲乏，大便稀薄。面色苍白无华，两颧发红。舌质光滑淡白，边缘有齿痕，舌苔薄。
脉涩	瘀阻肺络	出现咳嗽，并且咯血不止，血色暗淡，可能带有血块。胸部感到像被刺一样的疼痛。午后或夜间出现发热的症状。皮肤出现甲错现象，面色变得黧黑。身体逐渐消瘦。舌体暗淡或有瘀点、瘀斑。

【预防调养】

☑ 注意防寒保暖，随天气变化添减衣物。

☑ 注意适当休息，做到劳逸结合，不过度疲劳。

第四章　常见病症的脉象诊断

☑ 选择适合的饮食，多食蔬菜和水果，避免辛辣、生冷和刺激性食物。保持饮食均衡，戒烟戒酒。

☑ 活动期要卧床休息，保持居住环境的通风。

☑ 恢复期及病愈后，要积极进行体育活动，比如散步或慢跑。

☑ 可以中西结合治疗，能提高疗效，缩短疗程，加速治愈。

肺癌

肺癌是一种恶性肿瘤，主要发生于气管、支气管黏膜的上皮细胞。肺癌通常与中医理论中的瘤症相对应，被称为"肺瘤"。肺癌的发生与多种因素有关，包括吸烟、空气污染、遗传因素等。

常见的诱因包括长期吸烟、有毒物质刺激以及慢性肺部疾病等。个别患者可能存在明显的家族遗传史。

【脉象诊断】

肺癌的脉象、病因及症状见表4-6。

表4-6　肺癌的脉象、病因及症状

脉象	病因	症状
脉弦或细涩	气滞血瘀	出现咳嗽不畅，胸闷和呼吸困难。胸痛有特定位置，痛如锥刺样，痰液呈暗红色、口唇呈紫暗色，舌质暗淡或有瘀点、瘀斑，舌苔薄。
脉弦滑	痰湿蕴肺	出现咳嗽、喉中痰涎，同时有气短、呼吸困难。痰液黏稠，颜色多为白色或黄白相间，胸闷胸痛，食欲减退，大便不成形，精神倦怠，体力不佳，舌质暗淡，舌苔白黄腻或黄厚腻。
脉细数或数大	阴虚毒热	出现咳嗽，少痰或无痰，痰中带血，甚则咯血不止，胸部持续性疼痛，心烦不安，睡眠不佳，体温可能轻度升高，夜间盗汗，或高热持续不退，口干口渴，大便干结，舌质红，苔薄黄。

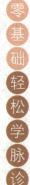
零基础轻松学脉诊

☑ 避免吸烟和吸二手烟：因为吸烟是导致肺癌的主要原因之一，因此最重要的预防措施是戒烟。此外，也要避免长时间暴露在二手烟环境中。

☑ 室内空气清洁：保持室内空气清洁，减少吸入有害物质。避免使用室内污染源，如煤炭、柴火等。定期通风和清洁房间，使用空气净化器等设备。

☑ 避免职业暴露：尽量避免接触有害气体、粉尘和化学物质等职业危险因素。需要长期接触这些物质的职业，应采取相应的防护措施。

☑ 饮食健康：保持均衡的饮食，多摄入富含纤维素、维生素和抗氧化剂的食物，建议增加蔬菜、水果、全谷物和豆类的摄入量，同时减少高脂肪、高盐和高糖的食物摄入。

☑ 锻炼身体：适量的有氧运动可以增强免疫力，有利于身体健康。每周进行60至90分钟的有氧运动，如竞走、骑自行车、游泳等。

☑ 控制体重：保持适当的体重，避免肥胖。肥胖可增加多种癌症的发生风险，包括肺癌。

☑ 定期体检：定期进行身体检查和肺部筛查，特别是对于高风险人群，如吸烟者、家族有肺癌史的人。

脾胃病症

☞ 胃痛

胃痛是一种常见的消化系统疾病。它是由于胃脏功能失调、胃气郁结、湿热积聚等原因引起的病症。

中医将胃痛归类为胃病中的一种病证，主要症状包括腹痛、胃胀、恶心、呕吐、食欲不振等。根据病因病机和临床表现，中医将胃痛分为多种类型：

胃气郁结型：主要表现为胃胀胃痛，不思饮食，大便不爽，嗳气、矢气、大便后则痛舒，舌苔厚腻，脉象弦滑。

胃寒型：可分为实寒证和虚寒证。主要表现为胃脘部冷痛，喜按喜温，得温痛减，遇寒加重，舌苔白或白腻，脉象弦紧或迟缓。

胃热型：可分为实热证和虚热证。主要表现为胃脘部的灼热疼痛感，口渴思冷饮，舌红苔黄或舌红少津，脉数或细数，或弦细无力。

胃湿型：主要表现为胃脘部胀满，恶心，呕吐，不思饮食，口苦，舌苔厚腻，脉象滑。

■【脉象诊断】

胃痛的脉象、病因及症状见表4-7。

表4-7　胃痛的脉象、病因及症状

脉象	病因	症状
脉弦	肝气犯胃	出现胃脘胀满，痛连两胁，遇烦恼则痛作或痛甚，嗳气、矢气则痛舒，喜长叹息，大便不畅，舌苔薄白，脉象弦。
脉滑	饮食停滞	出现胃脘疼痛，胀满拒按。嗳腐或吞酸，呕吐未消化的食物，味道腐臭。呕吐后疼痛减轻，食欲不振，不想进食，大便不顺畅。矢气或者排便后稍感舒缓，舌苔厚腻。
脉弦紧	寒邪客胃	突然出现剧烈的胃痛，恶寒喜暖，得温则减，遇寒加重，口中味淡，不口渴，喜热饮，舌质淡红色或红色，舌苔薄白。
脉弦数	肝胃郁热	出现胃脘灼痛，病情发展迅速，心烦易怒，胃中反酸嘈杂，口干口苦，舌质红，舌苔黄。
脉滑数	湿热中阻	出现胃脘灼热疼痛，吐酸嘈杂，口干口苦，不欲饮水。自觉头部沉重、身体疲惫，食欲减退，恶心，小便呈黄色，大便不通畅，舌质淡红，舌苔黄腻。
脉弦涩	瘀血停滞	出现胃脘疼痛，像是针刺或刀割样剧痛，疼痛有明确的定位，按压痛感尤甚，疼痛持续时间较长，进食后疼痛加剧，夜间尤甚或伴呕血、黑便。舌质呈紫色或暗淡，或有瘀斑。
脉细数	胃阴亏虚	胃脘部位隐隐灼痛，像是饥饿但不想进食。口干咽干，自觉心烦和发热，出现消瘦和乏力的症状，口渴欲饮，大便干结，舌质呈红色，口腔少有分泌物。

零基础轻松学脉诊

脉象	病因	症状
虚弱无力	脾胃虚寒	胃痛隐隐而持续，喜温喜按，空腹时疼痛加重，进食后症状缓解，劳累或受凉后会发作或加重，或伴泛吐清水，疲倦，精神不振，四肢乏力，手脚不温暖。大便呈溏薄状。舌质淡，舌苔为白色。

【预防调养】

☑ 饮食调理：保持饮食规律，定时定量进食，避免暴饮暴食和节食，要吃相对好消化的食物，减少吃辛辣油腻的食物和饮料。可以适量摄入富含膳食纤维的食物，如水果、蔬菜、全谷物等，有助于促进胃肠蠕动和消化功能。

☑ 忌烟酒和咖啡因：避免吸烟和酗酒，尽量减少咖啡因的摄入。烟草和酒精会刺激胃部，增加胃痛的发生风险。

☑ 控制情绪和压力：保持良好的情绪状态，避免过度焦虑、紧张和情绪波动。学会应对压力和调节情绪，如放松训练、冥想、运动等。

☑ 合理用药：避免滥用非处方药和抗生素，尤其是非必要的消化系统药物。如果需要使用药物，应按照医生的指导和规定剂量使用，避免长期连续使用。

☑ 睡眠充足：保持规律的作息时间，保证足够的睡眠。睡眠不足和不规律的作息可能会导致胃部不适和胃痛。

☑ 中医调养：根据个人体质和症状，选择适当的中医调养方法。可以选择一些具有健脾胃、助消化功能的中药进行调理，如山楂、枸杞子、陈皮等。

👉 **痞满**

从中医角度来看，痞满是一种常见的消化系统疾病，也被称为胸膈痞闷或胀满。它指的是上腹部或胸下部出现胀满、胸闷、痞塞等不适感觉的症状。中医认为，痞满主要与脾胃功能失调、气滞血瘀、痰湿等因素有关。

一般来说，该病起病缓慢，症状时轻时重，呈反复发作的慢性过程。

【脉象诊断】

痞满的脉象、病因及症状见表4-8。

表 4-8　痞满的脉象、病因及症状

脉象	病因	症状
脉滑数	邪热内陷	胃脘痞满，灼热和急迫感，拒按，心中烦热，咽干口燥，喜喝冷饮。身体发热并出汗，大便干结，小便量少，颜色赤黄。舌质红，舌苔黄。
脉弦滑	饮食停滞	脘腹部满闷不适，痞塞明显，拒按，嗳气腐臭和酸味，同时伴有恶心和呕吐的症状。不思饮食，食欲减退。大便不规律，舌质淡，舌苔厚腻。
脉沉滑	痰湿内阻	脘腹部痞满，胸闷。头晕目眩，头部感觉沉重，身体沉重乏力，咳嗽并伴有多痰的症状，恶心，呕吐，食欲不振，口中味道淡，稍感口渴。小便不畅，舌体胖大，边缘有齿痕，舌苔厚腻。
脉弦	肝郁气滞	脘腹、胸胁部位胀满，烦躁易怒，喜欢长叹息以缓解，伴恶心和嗳气，大便不顺畅，每当情绪不畅时症状会加剧，舌质淡，舌苔薄白。
脉细弱	脾胃虚弱	脘腹痞闷，症状时缓时急，喜暖喜按，无饥饿感，不欲饮食，身体疲倦和乏力，四肢不温，呼吸短促，懒言，大便溏薄，舌质淡，舌苔薄白。

【预防调养】

☑ 饮食调理：合理饮食是预防和治疗痞满的重要措施，避免食用寒凉、油腻刺激性食物。应保持饮食规律，做到细嚼慢咽，不要过度进食或过度饥饿。适量摄入易消化、富含纤维素的食物，如蔬菜、水果、杂粮等，有助于调养脾胃功能。

☑ 生活习惯调整：良好的生活习惯对预防和治疗痞满也很重要。应保持规律的作息时间，避免熬夜和过度疲劳。在饮食后保持适度的休息，不要立即进行剧烈运动或躺下。此外，保持情绪稳定，避免过度焦虑、愤怒、抑郁等情绪波动，对于调整脾胃功能也有帮助。

☑ 适量运动：适量的运动对于调养脾胃功能和预防痞满有积极作用。适合的运动包括散步、太极拳、瑜伽等，可以促进气血运行，增强脾胃功能。但要避免过度运动和剧烈运动，以免引起疲劳和脾胃不适。

☑ 中医调理：如果出现痞满症状，可以考虑中医调理。中医治疗痞满可以采用草药、针灸、推拿等方法，具体的治疗方案应根据个体情况和医生的建议来制定。中医调理可以帮助调节脾胃功能，改善痞满症状。

👉呕吐

呕吐是一种常见的症状，也被称为"吐逆"。它是指胃部或上腹部的食物、液体或胃液被迫逆流，从口腔排出的现象。中医认为，呕吐主要与脾胃功能失调、胃气上逆、痰湿积聚、胃火炽盛等因素有关。

根据病因病机和临床表现，中医将呕吐分为多种类型：

胃气上逆型：主要表现为食物或胃液反流，呕吐后感觉胃部舒适，舌苔多为薄白，脉象弦滑。

胃寒逆冲型：主要表现为呕吐时感觉胃部冷痛，喜按喜温，舌苔白腻，脉象沉迟。

痰湿阻滞型：主要表现为呕吐时有痰涎伴随，舌苔厚腻，脉象滑。

胃火上炎型：主要表现为呕吐时伴有烧心、口干、口苦等症状，舌苔黄腻，脉象滑数。

【脉象诊断】

呕吐的脉象、病因及症状见表4-9。

表4-9 呕吐的脉象、病因及症状

脉象	病因	症状
脉濡缓	外邪犯胃	突然出现呕吐，起病较急，常伴发热、恶寒，头身疼痛，胸闷，没有食欲，不愿进食，舌质淡，苔白。
脉滑实	饮食停滞	呕吐出酸腐的物质，脘腹胀满，嗳气，不欲饮食，食物摄入后症状加重，吐后症状缓解。大便溏稀或干结，且具有臭秽气味。舌质淡，苔厚腻。
脉弦	肝气犯胃	出现呕吐并有酸味，频繁嗳气，胸胁胀满，心情烦躁，每当情绪受挫时，呕吐和酸味更为严重，舌边部位呈红色，舌苔薄腻。

脉象	病因	症状
脉细数	胃阴不足	呕吐反复发作，呕吐物少，或呕唾涎沫。出现干呕的情况，口干咽燥，胃中嘈杂，饥饿但不想进食，舌质红，口中津液减少。
脉濡弱	脾胃虚弱	稍有饮食不慎就容易出现呕吐，发作时有时止，消化不良，脘腹痞闷，口中味道淡而不渴，面色苍白，没有光泽，疲倦乏力。大便溏薄，舌质淡，舌苔薄白。

【预防调养】

☑ 为了预防风、寒、暑、湿等邪气的侵袭，以及避免受到污浊空气的影响，应注意保持整洁的室内环境和个人卫生。此外，还要避免过度精神刺激，保持心情平稳。

☑ 在饮食上要合理进食，避免吃不干净的食物，少吃辛辣，忌生冷，不要过饱过饥，忌烟酒。

☑ 在床上休息时，头要偏向一侧，防止呕吐物进入呼吸道而导致窒息。

☑ 呕吐频繁者暂禁食。

👉 呃逆

呃逆是一种常见的消化系统症状，俗称"打嗝"，古称"哕"，又名"哕逆"。它是指突然的、周期性的、不自主的呃气现象，常常伴有声音和腹部不适感。中医认为，呃逆主要与胃肠气机失调、膈肌功能异常、脾胃虚弱等因素有关。

该病多由寒邪犯胃，饮食不当，情志不遂，体虚多病等因素引起。起病较急，常伴有胸脘膈间的不适感、嘈杂感、灼热感、腹胀、嗳气等症状。

【脉象诊断】

呃逆的脉象、病因及症状见表4-10。

表 4-10　呃逆的脉象、病因及症状

脉象	病因	症状
脉滑数	胃火上逆	呃声洪亮有力，声高短促，冲逆而出。口臭，自觉烦躁和口渴，喜冷饮。脘腹满闷。大便秘结，排便困难。小便短少且色黄。舌色呈淡红或微红，舌苔黄或燥。

脉象	病因	症状
脉迟缓	胃中寒冷	呃声沉缓有力或连声,胸膈和胃脘部位感到不舒服。得热则症状减轻,遇寒则症状加重。进食减少,不喜冷食,喜食热饮。口淡而不渴。舌色淡,舌苔白润。
脉弦	气机郁滞	呃逆连续发作,伴有声音,每因情绪不畅诱发或加重。胸胁满闷,脘腹胀满。伴嗳气,胃口不佳,食欲减退。有肠鸣声,排气增多。舌色淡,舌苔薄白。

【预防调养】

☑ 情绪保持稳定,减少情绪波动。

☑ 对有原发性疾病者应及时治疗,从根本上消除膈肌痉挛。

☑ 禁止吃冷饮和酸、辣等刺激食物,禁烟,忌酒。

👉**噎膈**

噎膈是一种消化系统症状,也被称为咽喉堵塞。它指的是吞咽食物时哽噎不顺,饮食难下,食而复出,或其他物质卡在咽喉,导致呼吸不畅,吞咽困难的现象。中医认为,噎膈主要与气机不畅、脾胃功能失调、痰湿阻滞等因素有关。

该病最初的症状可能是咽部或食管内有异物感觉,进食时出现停滞感,随后可能出现吞咽困难,甚至食物无法下咽或吞咽后立即呕吐的情况。常伴有胃脘不适、胸膈疼痛,严重时可能出现体重减轻、皮肤干燥、精神疲劳等症状。噎膈的病程较缓慢,常从咽部症状逐渐发展到膈部症状。该病常由饮食不节、七情所伤、久病年高等因素诱发,多见于中老年男性。

【脉象诊断】

噎膈的脉象、病因及症状见表4-11。

表 4-11　噎膈的脉象、病因及症状

脉象	病因	症状
脉细涩	瘀血内结	出现吞咽梗阻,胸膈疼痛,无法吞咽食物,甚至饮水困难,进食虽下却立即吐出。面色黯黑,皮肤干燥,身体消瘦。大便坚硬如羊屎,或呕吐物如赤豆汁,或有便血。舌质紫暗,或者呈红色,口中少有津液。

脉象	病因	症状
脉弦滑	痰气交阻	出现吞咽梗阻，胸膈痞闷，严重时可出现疼痛。情绪愉快时症状减轻，精神抑郁时则加重。伴嗳气和呃逆，呕吐痰涎，口咽干燥，大便干涩。舌质红，舌苔薄而腻。
脉细数	津亏热结	出现吞咽困难、梗涩而痛，食入而复出，甚则水饮难进，难以进食且进食后症状加重。胃脘部灼热，形体消瘦，皮肤干燥，五心烦热，口燥咽干，喜喝冷饮，小便短少而色红，大便干结如羊粪。舌质光红少津，有时还可见到裂纹。
脉细弱	气虚阳微	长期吞咽困难,难以饮食,面色苍白无华,精神疲惫,形体寒冷,呼吸短促,面部浮肿,脚部肿胀,泛吐涎沫,腹部胀满不适,大便稀溏。舌质淡,舌苔白。

【预防调养】

☑ 细嚼慢咽：进食时要细嚼慢咽，避免匆忙大口进食。需将食物充分咀嚼，以便更容易通过食管。

☑ 避免过度进食：避免过度进食或饮食过饱，以减少食物堆积在食管和胃之间的机会。

☑ 避免吃硬的、粗糙的食物：尽量避免吃硬、粗糙、易噎住的食物，如坚果、瓜子、骨头等。应选择易咀嚼和易消化的食物。

☑ 饮食清淡：选择新鲜、健康的食材，减少油脂和调味品的使用，以减少胃酸分泌和胃肠道不适。

☑ 坐姿端正进食：进食时保持坐姿端正，避免俯身或仰卧进食，以免增加食物进入气管的风险。

☑ 避免喝饮料时大声说笑：在喝饮料时，尽量避免大声说笑或突然大笑，以免食物或饮料误入气管。

☑ 避免精神紧张和压力：避免长时间的精神紧张和压力，保持良好的心态和情绪稳定。

👉 泄泻

泄泻是一种常见的消化系统症状，又称为腹泻。它指的是大便次数增多、质地稀薄、量多，甚则泄出如水样，且伴有腹部胀满、腹痛等症状。中医认为，泄泻主要与脾胃功能失调、湿热内蕴、寒湿困阻、湿毒积滞等因素有关。

该病可由感受外邪、饮食所伤、情志失调、体虚久病等因素引起。

【 脉象诊断 】

泄泻的脉象、病因及症状见表 4-12。

表 4-12　泄泻的脉象、病因及症状

脉象	病因	症状
脉滑数或濡数	湿热中阻	排便时出现泄泻和腹痛，排便急迫或排便后不觉畅快，粪便呈黄褐色，散发出难闻的气味，肛门灼热，自觉烦热口渴，尿液量少且呈黄色。舌色红，舌苔黄且腻。
脉浮紧或濡缓	寒湿内盛	排便清稀，类似水样稀薄，伴有腹部疼痛和肠鸣音，同时胃部胀闷，食欲减退。如果兼有外感风寒，可能出现恶寒发热、头痛和肢体酸痛等症状。舌色较淡，舌苔薄白或白腻。
脉细弱	脾胃虚弱	排便时溏时泻，迁延反复出现，食物摄入后消化不良，稍进食油腻则导致大便溏稀，次数增加，或夹有未消化食物，食欲减退，进食后腹部中上部胀闷不适，面部肤色苍白或萎黄，精神疲倦乏力。舌色较淡，舌苔白。

【 预防调养 】

☑ 患病期间在饮食上需要进行控制，禁止吃辛辣肥腻、炙煿之品，要大量饮水。

☑ 脱水严重者，需要进行静脉补液，以维持水、电解质的平衡。

☑ 急性期注意卧床休息，饮食以流食为主，选择容易消化且有营养的食物为主食。

☑ 注意避免吃不干净的食物。

便秘

便秘是一种常见的消化系统症状，临床表现为排便困难、便意减少、排便间隔时间长，或周期不长但大便干燥或硬结，或粪质不硬，虽频有便意，但排便不畅。中医认为，便秘主要与脾胃功能失调、气滞、湿浊阻滞、肠燥等因素有关。

该病多由感受外邪、饮食不节、情志失调、高年久病等因素引起。

【脉象诊断】

便秘的脉象、病因及症状见表4-13。

表4-13 便秘的脉象、病因及症状

脉象	病因	症状
脉滑数	肠胃积热	大便干结，排便困难，伴有腹胀和腹痛，面部红润，自觉发热，口干口臭，口腔内有异味，心情烦躁不安，尿液量少且呈深红色，舌色红，舌苔黄燥。
脉细数	阴虚肠燥	大便干结如羊屎状，伴有身体消瘦、头晕、耳鸣等症状，两颧红赤，情绪烦躁，睡眠不足，出现潮热和盗汗，腰膝酸软，肌肉无力。舌色红，苔少。
脉弦	气机郁滞	大便干结或不完全干结，有便意但无法顺利排出，或者排便后不舒畅，有肠鸣音，排气量增多，有时伴腹部胀痛，胸腹部满闷不适，经常打嗝，食欲减退，进食时有阻滞感。舌色淡，舌苔薄腻。
脉沉迟	脾肾阳虚	大便干燥或不干燥，排出困难，小便清长，面色苍白无光泽，四肢不温，腹部冷痛，得热时则减轻，腰膝冷痛。舌色淡，舌苔白。
脉弱	脾气亏虚	大便数天才能排出一次，虽然有排便的感觉，但排出不畅，乏力汗出，呼吸短促，面色苍白无光泽，精神疲惫和气怯。舌色淡，舌苔薄白。

【预防调养】

☑ 日常有规律地生活，放松情绪，排便时不要烦躁紧张。

☑ 进行适度的体育锻炼和腹部按摩，来加强肠管蠕动。

零基础轻松学脉诊

☑ 建议多食用一些含有纤维素的水果蔬菜，同时减少吃辛辣和刺激性食物。

☑ 养成每日大便一次的习惯，不能强忍便意。

☑ 积极治疗原发性疾病。

肝胆病症

☞ 黄疸

黄疸是一种常见的症状，由于体内黄疸素代谢紊乱导致皮肤和黏膜呈现黄色的现象。中医认为，黄疸主要与肝胆功能失调、湿热内蕴、瘀血阻滞等因素有关。

【脉象诊断】

黄疸的脉象、病因及症状见表4-14。

表4-14　黄疸的脉象、病因及症状

脉象	病因	症状
脉浮弦或弦数	湿热兼表	黄疸初期出现，眼白睛稍微有黄色或不明显，尿液呈黄色。脘腹满闷，没有食欲。伴随恶寒发热、头身重痛和乏力的症状。舌质淡，舌苔薄而有油腻感。
脉濡缓或弦滑	湿重于热	身体和眼睛出现黄染，没有发热或发热轻微，感到头困身重，喜欢卧床休息，感到乏力。胸脘痞闷，食欲减退，有恶心呕吐的症状，对油腻食物感到厌恶。口中黏腻但不渴，小便不畅，大便稀薄而不爽快。舌苔厚腻微黄。
脉弦数或滑数	热重于湿	黄疸初期，白睛开始发黄，然后迅速全身发黄，黄疸程度较重，颜色明亮。伴随着高热和口渴，心中感到烦躁不安。出现恶心呕吐和食物滞留，食欲减退。小便呈赤黄色且量少，大便秘结。胁部胀痛，按压则加重。舌质呈红色，舌苔腻或黄糙。
脉濡缓或沉迟	寒湿困脾	身体和眼睛都呈现黄色，黄色晦暗不发亮，像被烟熏过一样。脘腹感到胀满，食欲减少，精神疲乏，对寒冷感到畏怯。腹部感到胀满不适，大便稀薄。口中味道淡，口不渴。舌质淡，舌苔白而有油腻感。

☑ **饮食调理**：合理饮食，建议增加摄入富含维生素C、维生素E和B族维生素的食物，如蔬菜、水果、谷物、豆类和坚果，这些食物有助于补充身体需要的营养。不要过度吃油炸食物和高糖食物，以减轻肝脏负担。

☑ **健康生活方式**：保持规律的作息时间，充足的睡眠，避免熬夜和过度疲劳。适量进行锻炼，增强体质和免疫力。

☑ **避免药物滥用**：避免滥用药物，特别是对肝脏有损害的药物，如某些抗生素、镇痛药和抗癌药物等。如果需要使用这类药物，应按照医生的建议使用。

☑ **环境保护**：避免长期接触有害物质和化学品，如重金属、有机溶剂和毒性物质等。

☑ **避免过度饮酒**：饮酒过量会增加肝脏负担，导致黄疸的发生。建议限制饮酒量，遵循健康的饮酒原则。

☑ **定期体检**：定期进行体检，包括肝功能检查。及时发现和处理肝脏问题，有助于预防黄疸的发生。

☞ 胆胀

胆胀也被称为胆囊胀满或胆囊不适，是一种以湿热、痰瘀等邪气阻滞在胆经，或因情绪压抑、愤怒等刺激导致胆气郁滞不畅为主要病因的病症。其临床主要表现为右上腹疼痛反复发作，可伴有发热、恶心、呕吐、右上腹胀满等症状。

该病起病缓慢，病程较长。发作时，常常会有右上腹部绞痛，疼痛有时会向右肩部放射，同时可能伴有发热、恶心呕吐等症状。在急性发作后，右上腹部经常出现隐痛、胀满不适，腹胀、嗳气感，食欲也会减退。进食油腻食物后症状加重。

【脉象诊断】

胆胀的脉象、病因及症状见表4-15。

表 4-15　胆胀的脉象、病因及症状

脉象	病因	症状
脉弦大	肝胆气郁	右上腹部感到胀满和疼痛，甚至延伸到右肩部，生气时疼痛加重。胸部感到闷痛，经常叹气。经常会有嗳气和吞酸的症状，口中也常有酸臭味和腐败味。舌质淡，舌苔白而有油腻感。

脉象	病因	症状
脉弦数	胆腑郁热	右胁部感到灼热和疼痛，口中有苦味，咽干，面色发红，眼睛发红。大便秘结，小便量少且呈深红色。心情烦躁，失眠易怒。舌质红，舌苔黄厚且干燥。
脉弦细涩	气滞血瘀	右胁部感到剧烈的刺痛，疼痛位置明确，拒绝按压。面色晦暗，口中干燥且有苦味。舌质紫暗或舌边出现瘀斑。
脉弦滑	肝胆湿热	右胁部感到胀满和疼痛，胸部感到闷痛，食欲减退。伴随恶心呕吐和口苦心烦等症状。大便可能出现黏滞或呈黄疸色。舌质红，舌苔黄而有油腻感。

【预防调养】

☑ 饮食调理：避免食用油腻、辛辣、刺激性食物和容易产生气体的食物，如豆类、洋葱、大蒜、辣椒等。增加膳食纤维的摄入，如水果、蔬菜、谷物等，有助于促进胃肠蠕动和减少气体积聚。

☑ 少食多餐：保持饮食规律，不要暴饮暴食或者过度饥饿。分散食物的消化和负担，减少气体的产生和积聚。

☑ 缓慢进食：进食时要细嚼慢咽，避免匆忙进食和大口吃东西。避免吞咽过多的空气，减少胃肠道内气体的产生。

☑ 饮食温和：避免食用过热或过冷的食物和饮料，以减少对胆囊和胆道的刺激。

☑ 定期运动：适量的运动可以促进血液循环和胃肠蠕动，有助于减少气体的积聚。适度进行有氧运动，如快走、骑行、长距离游泳等。

☑ 控制体重：保持适当的体重，避免肥胖。肥胖会增加胆囊和胆道的压力，导致气体积聚。

☑ 控制情绪和压力：避免长时间的精神紧张和压力，保持良好的心态和情绪稳定。可以通过放松训练、冥想、瑜伽等来缓解压力。

☞ **胁痛**

胁痛是指胸胁部的疼痛或不适。胁痛的发生常与气滞、血瘀、湿热、肝阴不足、血不荣络等因素有关。疼痛的性质可分为刺痛、胀痛、隐痛、闷痛或窜痛等。

胁痛的脉象、病因及症状见表4-16。

表4-16　胁痛的脉象、病因及症状

脉象	病因	症状
脉弦	肝气郁结	两侧胁肋感到胀痛，疼痛感可能会窜至胸部、肩部和背部，情绪激动时疼痛加剧。胸部感到闷痛，经常叹气，叹气后可稍感缓解。伴有消化不良、食欲不振、纳呆、腹部胀满等症状。舌质淡，舌苔薄白。
脉沉弦	瘀血阻络	胁肋部位感到刺痛，疼痛位置固定且不愿按压，夜间疼痛加剧。可能伴有面色晦暗的症状。舌质紫暗，舌苔少或无。
脉弦滑	湿热蕴结	胁肋部位感到胀痛，触痛明显，不愿按压，有时会感到肩背部的牵引痛。伴随纳呆、恶心、对油腻食物的厌恶、口苦口干、腹胀和尿量减少等症状。也可能出现黄疸。舌质淡红，舌苔黄腻。
脉弦细数	肝阴不足	胁肋部位感到隐痛，持续不断，劳累时加重。伴口干咽燥、手足心烦热、眼睛干涩、头晕眼花的症状。舌质红，舌苔较少。

【预防调养】

☑ 饮食调理：保持饮食规律，定时定量进食，不要暴饮暴食或者过度饥饿。饮食以清淡为最佳。辛辣等刺激性的食物、油腻食物和饮料都尽量少吃。可以吃些含有膳食纤维的食物，比如芹菜、大麦和胡萝卜等，有助于促进胃肠蠕动和消化功能。

☑ 忌烟酒和咖啡因：避免吸烟和酗酒，尽量减少咖啡因的摄入。烟草和酒精会刺激胃肠道，增加胁痛的发生风险。

☑ 控制情绪和压力：保持良好的情绪状态，避免过度焦虑、紧张等情绪波动。学会应对压力和调节情绪的方法，如放松训练、冥想、运动等。

☑ 避免过度运动：避免剧烈运动和过度运动，以免加重胁痛症状。

☑ 保持正确的姿势：保持正确的坐姿和站姿，避免长时间弯腰或伸直腰背。使用合适的床垫和枕头，保持良好的睡眠姿势。

☑ 适度休息：保持适度的休息和睡眠时间，避免过度劳累。

零基础轻松学脉诊

☑ 中医调养：根据个人体质和症状，选择适当的中医调养方法。如可以选择一些具有理气、活血、调理胃肝功能的中药，如柴胡、丹参、枸杞子等。

👉 鼓胀

鼓胀是由于肝脾功能失调、疏泄运转失常导致气血交阻、水气内停的病症。主要表现为腹部胀得像大鼓、脉络暴露、皮肤苍黄等症状。中医认为，鼓胀主要为肝脾肾受损，气滞、血瘀、水停腹中引起。

【脉象诊断】

鼓胀的脉象、病因及症状见表 4-17。

表 4-17 鼓胀的脉象、病因及症状

脉象	病因	症状
脉弦	气滞湿阻	腹部感到胀大，按压时感觉不坚实，胁下部位可能感到胀满或疼痛。伴随纳呆，进食后会感到腹部胀满，嗳气后稍有减轻。有时会出现下肢微肿的情况。舌质淡，舌苔白腻。
脉缓	寒湿困脾	腹部感到大而胀满，按压时感觉像囊裹水一样。胸腹部也感到胀满，得热则减。全身感到困重，怕冷，肢体可能会出现肿胀。小便量减少，大便呈稀薄状。舌质淡，舌苔白腻。
脉弦数	湿热蕴结	腹部大且坚实，脘腹部感到绷紧和急痛，表面坚硬而内部胀满，拒绝按压。伴随烦热、口苦、渴不欲饮，小便呈红色且有涩感，大便可能出现秘结或稀薄。有时面容和皮肤会出现黄色。舌尖部分呈红色，舌苔黄腻，或者呈灰黑色并湿润。
脉细涩	肝脾血瘀	腹部大而坚实，按压时不会陷下且感觉坚硬。腹部青筋显露，胁腹部可能出现刺痛，不愿被按压。面色晦暗，头颈、胸部、臂等部位可能出现红点和红斑。唇色紫褐，大便呈黑色。肌肤可能出现甲错。口干不欲饮水。舌质紫暗，舌边可能有瘀点或瘀斑。

脉象	病因	症状
脉沉弱	脾肾阳虚	腹部大而胀满，形状类似蛙腹，自觉胀满不适。症状在早晨较轻，傍晚时加重。面色苍黄，胸闷且食欲减退。大便呈稀薄状，畏寒且四肢感到冰冷。全身可出现水肿，排尿困难。舌质淡，舌体较胖，舌边有齿痕，舌苔厚腻。

【预防调养】

☑ 饮食调理：避免过食油腻、辛辣和难以消化的食物，尽量选择清淡易消化的食物，多吃蔬菜水果，避免暴饮暴食和过度进食。饮食要规律，避免长时间空腹。

☑ 良好的生活习惯：作息规律，不要熬夜和过度疲劳，尽量早睡早起。保持适度的运动，避免长时间久坐不动，可以适量进行散步、太极拳等有助于气血流通的运动。

☑ 情绪调节：保持情绪稳定，避免过度焦虑、愤怒等情绪波动，可通过中医养生方法如冥想、放松训练、听音乐来调节情绪。

☑ 中医调养：定期进行中医体质辨识，根据体质特点进行调养。可选择适合的中药进行调理，如苦参、黄芪、山楂等可以健脾消食、行气化湿；茯苓、白术、砂仁等可以健脾化湿、疏肝理气；白扁豆、陈皮、法半夏等可以健脾燥湿、理气消食。

☑ 针灸推拿：可以选择适合的针灸或推拿疗法进行调理。常用的穴位包括足三里、中脘、气海等，可以缓解胃肠功能紊乱，促进气血流通。

☛ 肝癌

中医将肝癌归类为"癌瘤"范畴，称为"肝癌"或"肝瘤"。它是指发生在肝脏组织中的恶性肿瘤，由于肝细胞或肝内其他细胞的异常增生和恶性转化而形成。

中医认为，肝癌的发生主要与以下因素有关：

情志因素：情志不舒、悲伤忧愁、长期的抑郁情绪等会导致肝气郁结，进而影响肝脏的正常功能，增加肝癌的发生风险。

饮食因素：长期不健康的饮食习惯，比如吃寒凉、油腻、辛辣的食物，或食用含有致癌物质的食物，如霉变食品等，也容易导致体内湿热蕴结，从而增加肝癌的风险。

肝胆湿热：中医认为湿热蕴结是肝癌的主要病机。湿热蕴结会导致肝脏气滞血瘀，进而形成肝癌。

中医治疗肝癌主要还是从活血化瘀、疏肝理气、清热解毒、软坚散结等方面入手，以调整肝脏的功能和体内的阴阳平衡。常用的中药有当归、柴胡、赤芍、夏枯草等，可以根据个体情况配伍使用。

【脉象诊断】

肝癌的脉象、病因及症状见表4-18。

表4-18　肝癌的脉象、病因及症状

脉象	病因	症状
脉弦	肝气郁结	右侧胁部感到胀痛，胸部感到闷且不舒服，常太息。食欲减退，进食量少，有时出现腹泻，有时可在右侧胁下部位触摸到肿块，舌苔较薄腻。
脉弦涩或细涩	气滞血瘀	右侧胁部感到刺痛，尤其在夜间症状加重。在右侧胁下部位可以触摸到一个坚硬的肿块，按压时疼痛明显。脘腹感到胀满，食欲不振，感到疲倦和食量减少。面色显得晦暗，唇呈紫褐色。口渴但不欲饮水，大便呈黑色。舌质可能紫暗，舌上可能有瘀点或瘀斑。
脉弦滑或弦数	湿热聚毒	右侧胁部疼痛严重，胁下出现坚硬的结块。身目俱黄。伴烦热、口苦，脘腹痞满。食欲减退，有时出现呕吐和反酸。小便黄赤，大便干结。舌质红，舌苔黄腻。
脉细而数	肝阴亏虚	胁肋感到疼痛，胁下出现坚硬的结块。伴随着五心烦热、头晕和眼花。食欲减少，但腹部胀大。青筋明显突出，严重时可能出现呕血和便血。舌质红，少苔。

【预防调养】

☑ 情绪调节：保持良好的情绪状态，避免长期的抑郁、忧愁等不良情绪。可以通过放松训练、冥想、瑜伽等方式来缓解压力和调节情绪。

☑ 饮食调理：饮食宜清淡、营养均衡，避免过食寒凉、油腻、辛辣等刺激性食物。建议适量摄入含维生素、矿物质和纤维素的食物，如蔬菜、水果、谷物等。同时，避免食用霉变食品和含有致癌物质的食物。

　☑ 生活规律：保持规律的生活作息。避免过度劳累和熬夜，保持良好的睡眠质量。

　☑ 中药调理：可以选择一些疏肝理气、活血化瘀、清热解毒的中药进行调理，如柴胡、当归、赤芍等。但需在专业中医医生指导下使用。

　☑ 避免肝脏损伤：避免长期暴露在有害物质和环境中，如化学药品、有毒气体、重金属等，以减少对肝脏的损伤，有助于预防肝癌的发生。

　☑ 定期体检：定期进行体检，及早发现和治疗潜在的肝病或其他疾病。

心脑病症

胸痹心痛

　　胸痹心痛可被认为是心脏病的一种表现，被称为"心痛""卒心痛""厥心痛"或"胸痹"。它是由于心脏血液供应不足引起的一种疼痛或压迫感，通常发作于胸骨后部或心前区，且有时辐射至左肩、左臂、颈部或下颌。

　　该病多发生在 40 岁以上的中老年人，经常是因为情绪受到刺激、饮食过饱、天气寒冷、劳累过度等因素引发，有时也可能在安静时或夜间无明显诱因而出现。除了心前区憋闷疼痛，还常伴有气短乏力、自汗、心慌甚至喘促等症状。

【脉象诊断】

　　胸痹心痛的脉象、病因及症状见表 4-19。

表 4-19　胸痹心痛的脉象、病因及症状

脉象	病因	症状
脉沉细迟	心肾阳虚	心悸、心痛、胸闷、呼吸短促、容易出汗，运动时症状加重。感到疲倦，怕冷，面色苍白无光泽。四肢怕冷或出现肿胀等症状。
脉细弦	心气郁结	心胸部感到满闷，有阵发性的隐隐疼痛，疼痛没有固定的位置，有时会感到想要叹息。
脉弦涩	瘀血痹阻	心胸疼痛剧烈，感觉像刺痛或绞痛，疼痛有固定的位置，严重时可能疼痛会向肩背部蔓延。

脉象	病因	症状
脉滑	痰浊闭阻	胸闷感较重，心痛轻微。体型肥胖且沉重，伴有多痰和呼吸短促。口腔感到黏腻，大便稀溏，咳嗽时有痰涎咳出。
脉结、代、促	气虚血瘀	胸痛、气短、乏力、眩晕以及自汗等，病情严重时，患者可能出现喘息不得卧，即呼吸困难，不能平卧，还可能伴有面色苍白、出冷汗、四肢厥冷等症状。

【预防调养】

☑ 情绪调节：保持良好的情绪状态，避免长期的抑郁、忧愁等不良情绪。可以通过放松训练、冥想、瑜伽等方式来缓解压力和调节情绪。

☑ 饮食调理：饮食宜清淡、营养均衡，避免过食寒凉、油腻、辛辣等刺激性食物。建议适量摄入含维生素、矿物质和纤维的食物，如蔬菜、水果、谷物等。同时，避免食用霉变食品和含有致癌物质的食物。

☑ 生活规律：保持规律生活作息，适当运动和休息。避免过度劳累和熬夜，保持良好的睡眠质量。

☑ 中药调理：可以选择能调节肝脏功能、缓解气滞血瘀及协调脏腑功能的中药，如柴胡、丹参、桃仁等。但需在专业医生指导下使用。

☑ 避免病因：注意避免与胸痹心痛相关的病因，如避免长期暴露在有害物质和环境中，适当减少对心脏的损伤。

☑ 定期体检：定期进行体检，及早发现和治疗潜在的心脏疾病或其他疾病。

👉 心悸

心悸是心脏病的一种症状，亦称"心动过速"。它是指人体感觉到心脏跳动异常的感受，包括心跳加快、心跳力量增强、心脏跳动不规律等。

中医认为，心悸的发生与以下因素有关：

情志因素：情绪波动、焦虑、恐惧、忧愁等情绪问题可能导致心的气机失调，引起心悸。

脏腑功能失调：中医认为，心与脾、肝、肾等脏腑有着紧密的关系。要是脏腑功能失调，如脾虚、肝火旺盛等，可能会导致心悸的症状。

营养不良：中医认为，心需要足够的血液和营养物质来保持正常的功能。如果体内血液不足或者营养不良，可能会导致心悸的发生。

中医治疗心悸主要从调和脏腑、疏肝理气、养血安神等方面入手，以调整心脏的功能和体内的阴阳平衡。常用的中药有决明子、远志、丹参等，可以根据个体情况配伍使用。

【脉象诊断】

心悸的脉象、病因及症状见表4-20。

表4-20　心悸的脉象、病因及症状

脉象	病因	症状
脉细略数或细弦	心虚胆怯	心悸不安，容易受到惊吓和恐惧，坐卧不安，睡眠质量差，常做梦且容易惊醒。吃得少且味觉不灵敏，对声音敏感并感到厌恶。舌呈淡白色，舌苔薄而白。
脉细弱而结代	心脾两虚	心悸，呼吸短促，头晕目眩，面色无光泽，感到疲倦乏力，食欲减退，腹胀，稀溏便，睡眠质量差，常做梦，容易忘事。舌呈淡红色。
脉虚而促或沉细无力	心阳不振	心悸不安，胸闷气短，活动时症状尤为明显，面色苍白，四肢冰冷，舌呈淡白色，舌苔白。
脉涩或结或代	心血瘀阻	心悸不安，胸部感到压迫不适，有时出现针刺样心痛。唇色和指甲呈青紫色，舌紫暗或有瘀点、瘀斑。
脉弦滑	痰火扰心	心悸时有发作和停止，容易受到惊吓而出现心悸。胸部感到压闷和烦躁，睡眠质量差，常做梦。口干，口苦，大便秘结，小便量少且呈红色。舌呈红色，舌苔黄而带有油腻感。

【预防调养】

☑ 情绪调节：保持良好的情绪状态，避免过度激动、焦虑、恐惧等情绪。可以通过放松训练、冥想、舒缓的运动等来缓解压力和调节情绪。

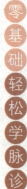
零基础轻松学脉诊

☑ 饮食调理：最好吃得清淡些、营养要均衡，油腻、强刺激性的食物都不建议吃。多吃些含维生素的食物，如蔬菜、水果、谷物等。同时，避免过度饮酒和咖啡因的摄入。

☑ 生活规律：保持规律的生活作息，适当运动和休息。避免过度劳累和熬夜，保持良好的睡眠质量。

☑ 中药调理：可以选择一些平肝安神、活血化瘀的中药进行调理，如黄芪、远志、当归等。但需在专业中医医生指导下使用。

☑ 避免病因：注意避免与心悸相关的病因，如避免长期暴露在有害物质和环境中，适当减少对心脏的损伤。

☑ 定期体检：定期进行体检，及早发现和治疗潜在的心脏疾病或其他疾病。

👉 眩晕

眩晕是一种常见的症状，被称为"眩晕症"。眩晕是指头晕、失去平衡、周围环境旋转或自身旋转的不适感觉。这些症状常常伴随其他症状，如恶心、呕吐、出冷汗等。

中医认为，眩晕的发生与以下因素有关：

脏腑功能失调：中医认为，眩晕可能与脑、肝、脾等脏腑功能失调有关。如肝阳上亢、肝火旺盛、脾虚等都可能导致眩晕的症状。

气血失调：中医认为，气血失调也是眩晕的常见原因。如气虚血亏、血瘀等都可能引起眩晕症状。

情志因素：情绪波动、焦虑、忧愁等情绪问题可能导致气机不畅，进而引发眩晕的发生。

中医治疗眩晕主要从调和脏腑、疏肝理气、养血安神等方面入手，以调节体内的阴阳平衡，调整脏腑功能。常用的中药有柴胡、黄芪、远志等，可以根据个体情况配伍使用。

此外，中医还强调良好的生活习惯和饮食调理，如保持规律的作息时间、避免过度劳累、避免辛辣刺激性食物等。

【脉象诊断】

眩晕的脉象、病因及症状见表4-21。

表 4-21　眩晕的脉象、病因及症状

脉象	病因	症状
脉弦细数	肝阳上亢	出现眩晕和耳鸣症状，头痛且感到胀痛，劳累或恼怒时症状加重。肢体出现震颤，睡眠质量差，常做梦。感觉腰膝酸软，有时面部会出现潮红。舌呈红色，舌苔黄。
脉弦数	肝火上炎	出现头晕和头痛，眼睛红赤，口苦，胸胁部感到胀痛。情绪烦躁易怒，睡眠时间较少且常做梦。舌呈红色，舌苔黄而带有油腻感。
脉弦滑	痰浊上蒙	头部感到沉重，视物出现旋转感，胸部感到闷痛且恶心，有时会呕吐痰涎。舌呈淡白色，舌苔白而带有油腻感。
脉弦细	肝肾阴虚	眩晕症状持续时间较长，视力逐渐减退，双眼感到干涩。睡眠不足且容易遗忘，心烦口干，耳鸣或耳聋。神疲乏力，腰部酸痛和膝盖无力。舌呈红色，舌苔薄。
脉弦涩或细涩	瘀血阻窍	出现眩晕和头痛症状，伴有健忘、失眠、心悸和精神不振。耳鸣和耳聋症状同时存在，面部和唇部呈现紫暗色。舌紫暗，并有瘀点或瘀斑。
脉细弱	气血亏虚	出现头晕目眩症状，活动会加剧症状，劳累时会发作。面色苍白无华，神疲乏力，心跳加快且睡眠质量不佳。舌呈淡白色，舌苔薄而白。

【预防调养】

☑ 饮食调理：饮食清淡、营养均衡，不要吃特别油腻、刺激性强的食物。建议适量摄入富含维生素、矿物质和膳食纤维的食物，如蔬菜、水果、全谷类食物等。同时，避免过度饮酒和咖啡因的摄入。

☑ 生活规律：规律作息，合理进行运动和休息。避免长时间保持一个姿势，如长时间低头、长时间站立等。保持良好的睡眠质量，避免熬夜。

☑ 情绪调节：保持良好的情绪状态，避免过度激动、焦虑、恐惧等情绪。可以通过放松训练、冥想、舒缓的运动等来缓解压力和调节情绪。

☑ 中药调理：可以选择一些疏肝理气、活血化瘀、益气养血的中药进行调理，如柴胡、当归、黄芪等。但需在专业中医医生指导下，根据个体情况配伍使用。

☑ 避免病因：注意避免与眩晕相关的病因，如避免长期暴露在有害物质和环境中，适当减少对身体的损伤。

👉 中风

中风是由于风、火、痰、瘀、虚五端，引起气血逆乱，导致脑脉痹阻或血溢出脉络，主要表现症状是突然昏倒、偏瘫、面神经麻痹、言语困难或失语、部分身体感觉麻木等。

该病的发病速度很快，最常引起发病的原因是天气的突然变换、身体的过度疲劳、情绪激动、跌倒等。在发病前可能会出现头痛头晕、肢体麻木、乏力等先兆症状。脉搏的特征多表现为弦或重按有力，或者弦滑、弦细，也可能有结或代等情况。如果脉搏从浮转为沉、从大变为细、从实转为虚，病机从闭证转为脱证，都可能是危险的征兆。

【脉象诊断】

中风的脉象、病因及症状见表 4-22。

表 4-22　中风的脉象、病因及症状

脉象	病因	症状
脉弦滑	风痰瘀血、痹阻脉络	出现半身不遂、口舌㖞斜、言语困难或无法说话的症状。身体一侧感到麻木，头晕和目眩症状同时存在。舌体黯淡，舌苔薄白或带有白腻感。
脉弦数有力	肝阳暴亢、风火上扰	出现半身不遂和身体一侧麻木的症状，言语困难或无法说话，或口舌㖞斜。伴有眩晕和头痛，面部发红和眼睛充血。口中苦味和咽干感，心烦易怒，尿液呈红色，大便干燥。舌体红或暗红，舌苔薄黄。
脉弦滑或偏瘫侧脉弦滑而大	痰热腑实、风痰上扰	出现半身不遂和口舌㖞斜的症状，言语困难或无法说话，身体一侧感到麻木。伴随腹胀和便秘，头晕和目眩，咳嗽有痰或痰液过多。舌暗红或暗淡，舌苔呈黄色或黄腻。

脉象	病因	症状
脉沉细、细缓或细弦	气虚血瘀	出现半身不遂和口舌喝斜的症状，言语困难或无法说话，身体一侧感到麻木。伴随气短乏力，口角流涎，自汗和心悸不安。大便溏薄，手脚出现肿胀。舌淡白，舌苔薄白或带有白腻感。
脉细数或细弦数	阴虚风动	出现半身不遂和言语困难或无法说话的症状，身体一侧感到麻木。伴随烦躁和失眠，出现眩晕和耳鸣。手脚发热，心热不宁。舌呈红绛或暗红色，舌苔少或没有苔。
脉弦滑数	痰热内闭心窍	突然发病，出现神志昏迷或昏聩的症状，同时出现半身不遂，伴有鼻鼾声和痰鸣，肢体出现强烈的痉挛和拘急感。颈项背部发热，烦躁不安。严重情况下会频繁抽搐。偶尔会出现呕血。舌红绛，舌苔呈黄腻或干燥腻。
脉沉滑或沉缓	痰浊蒙蔽心神	发病时出现神志昏迷，同时出现半身不遂的症状，肢体感到松懈，无力，甚至四肢出现逆冷。面色苍白，唇色暗淡。痰涎积聚。舌暗淡，舌苔呈白腻状。
脉浮大无根、沉微欲绝	元气败脱、神明散乱	突然出现神志昏迷或昏聩的症状，肢体瘫痪。手掌冒冷汗，严重时全身湿冷。同时二便失禁。舌紫暗，舌苔呈白腻状。

■ 预防调养

☑ 饮食调理：饮食宜清淡、营养均衡，避免过食油腻、高盐、高糖、高脂肪等食物。建议适量摄入富含纤维素、维生素、矿物质的食物，如新鲜蔬菜、水果、谷物等。同时，避免过度饮酒和摄入咖啡因。

☑ 生活规律：生活作息要规律，可以偶尔进行运动。避免长时间久坐、长时间保持一个姿势，如长时间低头、站立等。保持良好的睡眠质量，避免熬夜。

☑ 情绪调节：保持良好的情绪状态，避免过度激动、焦虑、忧愁等情绪。可以通过放松训练、冥想、舒缓的运动等来缓解压力和调节情绪。

☑ 中药调理：可以选择一些活血化瘀、疏肝理气、益气养血的中药进行调理，如丹参、桃仁、黄芪等。但需在专业中医医生指导下根据个体情况配伍使用。

☑ 避免病因：注意避免与中风相关的病因，如避免高血压、高血脂、糖尿病等慢性疾病的发生和恶化。戒烟限酒，避免长期暴露在有害物质和环境中。

☑ 定期体检：定期进行体检，及早发现和治疗潜在的脑血管疾病或其他疾病。如有高风险因素，如家族中风史、高血压、高血脂、糖尿病等，应定期检查相关指标，并遵循医生的建议进行治疗和管理。

👉 不寐

不寐是指睡眠时间不足或难以入睡，同时伴有多梦的症状。在中医理论中，不寐通常与脏腑功能失调、气血不和、情志不宁等因素有关。经常会有头痛头晕、心悸多梦、健忘、身体疲乏、心神不宁等症状。

中医认为，不寐的原因可能包括以下几个方面：

脏腑功能失调：中医认为，心脾肝肾是与睡眠密切相关的脏腑。若心神不宁、脾虚运化失常、肝郁气滞、肾精不足等，都可能导致不寐的发生。

气血不和：中医认为，睡眠需要心脾气血的调和。若气血不足、气血瘀滞等，都可能影响睡眠质量。

情志不宁：情绪问题如忧愁、焦虑、抑郁等，都可能导致心神不宁，进而影响睡眠。

【脉象诊断】

不寐的脉象、病因及症状见表4-23。

表 4-23　不寐的脉象、病因及症状

脉象	病因	症状
脉数有力	心火炽盛	心烦不安，难以入睡，躁扰不宁。口舌干燥。小便量少、短且呈赤色。口舌生疮。舌尖呈红色，舌苔薄黄。
脉弦而数	肝郁化火	急躁易怒，难以入睡及多梦，严重时整夜无法入眠。常伴有头晕头胀，眼睛发红和耳鸣，口干口苦，食欲不振，便秘和尿赤。舌呈红色，舌苔呈黄色。
脉滑数	痰热内扰	胸闷、心烦不安，难以入睡，恶心、嗳气，同时伴随头晕目眩和口苦的感觉。舌红，舌苔黄腻。

脉象	病因	症状
脉细而数	阴虚火旺	心悸不安、难以入睡，同时伴随腰膝酸软，头晕、耳鸣、健忘、遗精、口干及身心烦热。舌红，舌苔少。
脉弦而细	心胆气虚	心烦不安、难以入睡，容易做梦并频繁醒来。胆怯心悸，容易受到惊吓。常伴有气短和自汗的现象，同时感到倦怠和乏力。舌淡，舌苔薄。

【预防调养】

☑ 调节作息：保持规律的作息时间，尽量保持每天相同的起床时间和睡觉时间。避免白天长时间睡眠或过度疲劳。建立良好的睡眠习惯。

☑ 调节情绪：保持良好的情绪状态，避免过度激动、忧虑、焦虑等情绪。可以通过放松训练、冥想、舒缓的运动等来缓解压力和调节情绪。

☑ 饮食调理：饮食宜清淡些、营养均衡，不要吃特别油腻、刺激性强的食物。晚餐尽量提前，避免过饱或过饿。可以适量摄入一些有助于睡眠的食物，如燕麦、香蕉、蜂蜜等。

☑ 环境调整：保持安静、舒适、黑暗的睡眠环境，避免噪声和强光的干扰。可以使用遮光窗帘、耳塞等物品来改善睡眠环境。

☑ 中药调理：可以选择一些具有安神、养血、调理脾胃作用的中药进行调理，如黄连、酸枣仁、白芍等。但需要在专业中医医生的指导下根据个体情况配伍使用。

☑ 避免刺激物：避免长时间使用电子产品，如手机、电脑等，尽量减少对脑部的刺激。避免过度饮酒及咖啡因和烟草等刺激性物质的摄入。

☑ 运动调节：适度进行有氧运动，如快走、骑行、长距离游泳等，对促进身心的放松及睡眠有很大帮助。

☑ 注意睡前活动：避免在睡前进行剧烈的体力活动或紧张的思考活动，尽量保持放松的状态。

👉 痴呆

痴呆是一种脑功能障碍的疾病。在中医理论中，痴呆通常被归类为"痰浊内蕴"或"髓减脑消"的病理状态。

根据中医理论，痴呆可能与脑气血运行不畅、肾精不足等因素有关。中医认为，脑为髓海，肾精可生髓，故肾精的充足供应对于脑功能的正常运行至关重要。如果肾精不足或气血不足，就可能导致脑部功能的衰退，表现为痴呆症状。

在中医治疗中，常采用草药调理、针灸、推拿按摩、气功等方法来调节气血运行、填补肾精等，以促进大脑功能的恢复和改善痴呆症状。此外，中医也重视调整患者的饮食习惯、生活方式以及情绪。

【脉象诊断】

痴呆的脉象、病因及症状见表 4-24。

表 4-24　痴呆的脉象、病因及症状

脉象	病因	症状
脉沉细弱	髓海不足	出现头晕耳鸣的症状，记忆力和计算力明显减退，情绪低落，爱躺下休息，牙齿变得干燥脆弱，腰部感到酸痛，骨头变得软弱，行走困难，舌体瘦小且淡白，舌苔薄而白。
脉沉细弱，双尺尤甚	脾肾两虚	出现表情呆滞、沉默寡言的情况，记忆力减退，难以识别和计算，口齿含糊，无法清楚表达意思。同时腰膝感到酸软，肌肉出现萎缩，食欲减退，不欲言语，还有口水溢出的情况。或者四肢感觉冰冷，腹部疼痛，按摩可以缓解，肠中有鸣叫声并出现腹泻，舌体淡白，舌体肥大，舌苔白色，或者舌体红，舌苔少或没有。
脉滑	痰浊蒙窍	表情呆板，智力衰退，或情绪波动不定，口中喃喃自语，或整天沉默不语。同时伴随食欲不振，腹部胀痛，胃部不适，多流口水，头部感到沉重，舌体淡白，舌苔厚白而油腻。
脉细涩	瘀血内阻	表情呆板，说话困难，记忆力减退，容易感到惊恐，或者思维异常，行为古怪。伴随皮肤紫斑，口干而不愿意喝水，双眼昏暗，舌体呈暗色，或出现瘀点、瘀斑。

☑ 保持良好的饮食习惯：饮食宜清淡且营养均衡，多进食富含维生素、抗氧化性的食物，如蔬菜、水果、全谷类食物、豆类、坚果、鱼类等。避免过度饮食和摄入过多油腻、辛辣食物。

☑ 保持适度的身体活动：适度的体育运动可以促进血液循环、增强身体代谢功能，有助于预防和减缓痴呆症状。如散步、太极拳、气功等，建议根据个人情况选择合适的运动项目。

☑ 注意情绪和心理健康：紧张、焦虑和抑郁等不良情绪可能对脑部功能产生负面影响。保持积极乐观的心态，避免压力过大，学会放松和调节情绪，有助于预防痴呆。

☑ 保持充足的睡眠：充足的睡眠对于大脑的健康非常重要。建议保持规律的睡眠时间，每天晚上 7、8 小时的睡眠时间，避免熬夜和睡眠不足。

☑ 维持社交和认知活动：保持社交活动和认知训练对于预防痴呆症状非常重要。参加社交活动、学习新的知识、解决问题、阅读等都可锻炼大脑，促进脑部功能的健康发展。

👉 痫病

痫病是指由于脑部功能失调引起的一类病症，也称癫痫。中医认为痫病是由于脑部气血运行不畅、脏腑功能失调或情志不宁等因素导致的。该病多有先天因素或家族史，尤其是在幼年发病与家族关系更为密切。该病通常由于惊恐、劳累、情绪过度激动、饮食不节或不洁、头部受伤、过度劳累等因素诱发。

痫病的脉象、病因及症状见表 4–25。

表 4-25　痫病的脉象、病因及症状

脉象	病因	症状
脉弦滑有力	风痰闭阻	在发病前，常常出现眩晕、胸闷、乏力、咳嗽多痰、情绪不佳等症状。发作时会突然昏倒，眼睛向上翻，口中流出白沫，手脚会发生抽搐，喉咙中会有咳嗽声，舌体呈红色，舌苔厚白而油腻。

零基础轻松学脉诊

脉象	病因	症状
脉弦滑而数	痰火扰神	在发作前，常常出现急躁易怒、心烦不安、咳嗽痰液不畅、口中苦味、口干咽燥、便秘、尿呈黄色等症状。发作后，症状进一步加重，常常整夜难以入眠，双眼发红，舌体红，舌苔厚黄而油腻。
脉沉细弱	心脾两虚	经过多次发作，癫痫病情未能好转，患者感到精神疲惫，乏力无力，面色苍白，身体消瘦，食欲不振，大便稀溏，舌体淡红，舌苔厚白而油腻。
脉细无力	心血亏虚	出现失眠多梦，心跳加快，呼吸短促，头晕和记忆力减退的症状。每当遇到劳累的情况时，癫痫症状就会发作，面色萎黄或苍白，舌体淡嫩。
脉弦或涩	瘀阻清窍	在发作时，突然出现昏倒的情况，全身发生抽搐，或者只是口角、眼角或肢体抽搐。颜面和口唇可能会呈现青紫的颜色。平时可有头痛症状，舌体紫暗或者有瘀点、瘀斑。

【预防调养】

☑ 保持规律的生活作息：保持睡眠时间充足，饮食习惯和休息时间的规律，有助于预防痫发。

☑ 饮食调理：饮食宜清淡、均衡，避免过度饮食和摄入过多刺激性食物，如海鲜、辣椒、炸鸡、生蒜、刺激调味品等。可以多摄入富含维生素和矿物质的食物，如蔬菜、水果、谷物类食物等。

☑ 积极管理情绪和压力：情绪紧张和长期的压力可能对神经系统产生负面影响，增加痫发的风险。建议学会放松身心、调节情绪，参加适合自己的放松活动，如瑜伽、冥想、深呼吸等。

☑ 避免过度劳累和过度刺激：过度劳累和过度刺激可能导致神经系统的不稳定，增加痫发的可能性。适度休息，避免长时间的剧烈运动、过度兴奋和过度刺激的环境。

☑ 中医调理：根据个人的体质和病情，中医可以采用草药调理、针灸、推拿按摩等方法来调节体内的阴阳平衡，促进气血运行，以达到预防和调养痫病的目的。

☑ 痫病发作时应及时治疗，缓解期注意按时按量服药，不可随意增减或者停药。

☑ 患儿在患病期间要侧躺着并解开衣领，保持呼吸道通畅，让痰液顺利排出，并保护唇和舌体不被咬伤。

👉 癫证

癫证是一种由于脑部功能紊乱引起的疾病。中医认为癫证是由于脑部气血运行异常、阴阳失衡或情志不宁等因素导致的。症状主要表现为情绪不稳定、沉默抑郁、精神萎靡、自说自话、语言混乱、表情淡漠。

【脉象诊断】

癫证的脉象、病因及症状见表4-26。

表4-26　癫证的脉象、病因及症状

脉象	病因	症状
脉弦	肝郁气滞	精神抑郁，情绪不稳定，沉默寡言，容易发怒或过度笑。经常感到烦躁不安，时常叹息。同时，还出现胸闷胀痛的感觉。舌体淡红，舌苔薄白。
脉沉细无力	心脾两虚	出现神志不清的状态，心跳加快且容易受到惊吓，情绪敏感，容易悲伤和哭泣，肢体感到疲倦无力，食欲明显减退。舌体淡红，舌苔厚腻。
脉沉细而数	气阴两虚	经过长期治疗仍未见好转，出现神志不清、言语多、容易受惊、心烦易怒、焦躁不安、失眠的症状。面色偏红，形体消瘦，口干舌燥。舌体红，少有苔或没有苔。
脉弦涩	瘀阻脑络	痴呆，记忆力减退，难以入睡，或出现精神混乱的情况。有时头痛呈针刺样，头晕目眩，面色紫暗。舌体暗或有瘀点、瘀斑。
脉弦滑	痰气郁积	精神抑郁，面无表情，沉默呆滞，说话无条理，有时会出现喃喃自语的情况。情绪喜怒无常，无法区分干净和脏乱。没有食欲，舌体红，舌苔厚腻而白。

【预防调养】

☑ 饮食调理：饮食宜清淡、均衡，避免过度饮食和摄入过多刺激性食物，如海鲜、辣椒、炸鸡、生蒜、刺激调味品等。可以多摄入富含维生素和矿物质的食物，如蔬菜、水果、谷物类食物等。

☑ 调节情绪和压力：情绪紧张和长期的压力可能导致神经系统的不稳定，增加癫发的风险。建议学会放松身心、调节情绪，做一些放松的运动，如慢跑、静坐等。

☑ 规律作息：保持睡眠时间充足，饮食习惯和休息时间的规律，有助于预防癫发。

☑ 避免过度劳累和刺激：过度劳累和过度刺激可能导致神经系统的不稳定，增加癫发的可能性。适度休息，避免长时间的剧烈运动、过度兴奋和过度刺激的环境。

☑ 中医调理：根据个人的体质和病情，中医可以采用中药、针灸、推拿按摩等方法来调节体内的阴阳平衡，促进气血运行，以达到预防和调养癫证的目的。

☛ 狂证

狂证是一种由于脑部神经功能紊乱引起的疾病。中医认为狂证是由于情志不宁、肝阳上亢、痰火扰动等因素导致的。狂证主要表现为狂躁不安、打人毁物、烦躁易怒、精神亢奋，多有家族史。

【脉象诊断】

狂证的脉象、病因及症状见表4-27。

表4-27　狂证的脉象、病因及症状

脉象	病因	症状
脉弦大滑数	痰火扰神	平时急躁易怒，头痛，失眠。双目怒视状，面色发红，烦躁不安。突然出现疯狂无知的状态，不分亲疏，破坏物品伤害他人。身体力气异常强大，不进食和睡眠。舌体红绛，舌苔多黄腻或者黄燥有垢。
脉细数	火盛伤阴	病情持续时间较长，症状可以自行缓解，但仍感到疲惫。容易受到惊吓，有时会出现烦躁情绪。身体消瘦，面色红但没有光泽。舌体红，舌苔很少或无。

脉象	病因	症状
脉弦细或细涩	痰结血瘀	病情持续时间长，无法痊愈，面色晦暗。患者躁动不安，说话频繁而杂乱，怒气难平息，甚至会登高歌唱，脱掉衣物走动。出现妄见、妄闻和妄思的情况，思维异常奇特。伴随头痛、心悸和烦躁不安。舌体紫色暗淡，有瘀点和瘀斑，舌苔少或薄黄干燥。

【 预防调养 】

☑ 情绪调节：情绪紧张和长期的压力可能导致心火亢盛，增加狂发的风险。建议学会放松身心、调节情绪，参加适合自己的放松活动，如瑜伽、冥想、散步等。

☑ 饮食调理：饮食宜清淡、均衡，避免过度饮食和摄入过多刺激性食物，如辛辣、油腻、刺激性调味品等。适当增加摄入富含 B 族维生素和镁的食物，如全谷类、绿叶蔬菜、坚果等。

☑ 规律作息：睡眠时间的充足，饮食习惯和作息时间的规律，有助于预防狂发。

☑ 避免过度劳累和刺激：过度劳累和过度刺激可能导致心火亢盛，增加狂发的可能性。适度休息，避免长时间的剧烈运动、过度兴奋和过度刺激的环境。

☑ 中医调理：根据个人的体质和病情，中医可以采用中药、针灸、推拿按摩等方法来调节心火，平衡阴阳，以达到预防和调养狂证的目的。

肾、膀胱病症

👉 水肿

水肿是指体内湿气积聚，导致液体在组织间隙中潴留引起的症状。中医认为，水肿主要与风邪侵袭，疮毒内犯、外感水湿、饮食不节、久病劳倦等因素有关。水肿的症状主要表现为头面部、眼睑、四肢、腹部乃至全身水肿，心悸气喘，恶心呕吐等。

【 脉象诊断 】

水肿的脉象、病因及症状见表4-28。

表 4-28　水肿的脉象、病因及症状

脉象	病因	症状
脉浮滑或浮紧	风水泛滥	眼睑开始出现浮肿，然后迅速扩展到四肢和全身。伴随着恶寒、发热、四肢关节酸痛以及小便不畅等全身症状。舌苔薄白或者薄黄。
脉浮数或滑数	湿毒浸淫	眼睑开始出现浮肿，然后扩散到全身。患者尿少色赤，身上出现溃烂的疮疡，严重时甚至出现恶臭和发热。舌质红，舌苔薄黄。
脉沉缓	水湿浸渍	起病缓慢，全身出现水肿，下肢明显，按压时凹陷不起，小便量减少，身体感到沉重，胸闷，食欲减退，有呕恶感。舌淡红，舌苔厚白而腻。
脉沉数或濡数	湿热壅盛	全身出现广泛水肿，皮肤紧绷且有光泽。患者感到胸脘部痞闷，同时伴有烦热和口渴的感觉。小便短赤，有时大便干结。舌红，舌苔黄且腻。
脉沉缓或沉弱	脾阳虚衰	整个身体出现水肿，尤其是腰部以下部位更为严重，按压后凹陷处回弹较慢。患者感到腹部胀闷，食欲减退，同时出现便溏。面色无光泽，感到疲倦且四肢发冷。小便短少。舌淡红，舌苔白腻或白滑。
脉沉细或沉迟无力	肾阳衰微	水肿反复消长不已，面部浮肿，尤其是腰部以下更为严重，按压后凹陷不起。患者经常感到心悸和气促，同时腰部感到酸重。尿量减少，四肢感到冰冷，容易感到寒冷和疲倦。面色苍白或暗淡，舌质淡胖，舌苔白。

【预防调养】

☑ 饮食调理：中医认为，饮食对于预防水肿至关重要。饮食宜清淡、易消化，避免过度食用高盐和高糖食物。适当增加摄入含有维生素 C 的食物，如橘子、橙子、白菜、菠菜等。同时，注意适量饮水，避免过度饮水导致体内痰湿积聚。

☑ 运动调节：适度的运动可以促进气血循环，有助于预防水肿。建议选择适合自己的有氧运动，如散步、跑步、游泳等。避免长时间站立或久坐不动，可以适时进行活动和拉伸。

☑ 调节情绪和压力：情绪紧张和长期的压力可能导致体内气血不畅，增加水肿的风险。建议学会放松身心、调节情绪，做一些放松的运动，如慢跑、静坐等。

☑ 中医调理：根据个人的体质和病情，中医可能采用草药调理、针灸、推拿按摩等方法来调节体内的湿气和气血运行，以达到预防和调养水肿的目的。

☛ 淋证

淋证是中医学中的一种疾病范畴，主要指泌尿系统感染引起的病理变化。在中医理论中，淋证属于湿热下注的病机范畴。淋证的主要特征是尿道灼痛、尿频、尿急、尿黄等症状，常伴有尿道口红肿、出现黏液或脓性分泌物。

从中医理论的角度来看，淋证的发生与湿热蕴结下焦，肾与膀胱气化不利有关。湿热邪气引起泌尿系统的炎症反应，导致尿道黏膜充血肿胀、糜烂溃疡，从而出现尿道灼痛、尿频、尿急等症状。湿热邪气还可以引起尿液的改变，如尿黄、混浊等。

【脉象诊断】

淋证的脉象、病因及症状见表4-29。

表4-29 淋证的脉象、病因及症状

脉象	病因	症状
脉滑数	膀胱湿热	小便频数短涩，同时出现灼热和刺痛感，尿液黄赤。患者感到下腹部拘急和胀痛，有时伴有寒热、口苦和恶心的症状。也可能出现腰痛，按压时疼痛加重。有时还伴有大便秘结等症状。舌苔黄腻。
脉弦数或细数	下焦湿热	小便困难，有时伴有尿中夹带沙石的感觉，或者在排尿时突然中断。患者可能感到尿道狭窄和疼痛。少腹部会有拘急感，或者出现一侧腰腹剧烈绞痛，难以忍受。尿液中可能带有血液。舌红，苔薄黄。
脉虚数或细弱无力	湿热蕴结	小便呈混浊的米泔水状，放置后沉淀成絮状，上面有浮油的样子，有时夹杂着凝块或混有血液。患者可能感到尿道热涩和疼痛。舌苔黄腻。
脉虚弱	脾肾亏虚	小便不是非常赤涩，但却频繁地排尿，有时会突然停止。在劳累之后容易发作。患者可能感到腰膝酸软，疲惫无力。舌淡红，苔薄白。

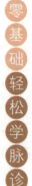

零基础轻松学脉诊

【预防调养】

☑ 加强自我卫生：保持私处的清洁，避免过度清洗和使用刺激性的洗液。注意尿道口的保护，尽量避免过度冲洗和使用劣质纸巾。

☑ 饮食方面：要以清淡为主，避免摄入辛辣刺激、肥甘厚味的食物，如辣椒、生葱、生蒜和油炸食品等。相反，应多摄取富含维生素 C 的食物，如柑橘类水果、绿叶蔬菜，有助于增强抵抗力。

☑ 善于调节情绪：情绪波动会影响身体的免疫功能，容易导致湿热邪气的侵袭。保持心情舒畅，避免过度疲劳和情绪压力。

☑ 注意保暖：因为寒冷和潮湿的环境容易导致淋证的发生。在寒冷的季节或潮湿的环境中，要注意保暖，避免受凉和潮湿。

☑ 适度运动：适量的运动有助于促进血液循环和增强体质，提高抗病能力。但要避免剧烈运动和过度劳累，以免损伤身体。

☑ 定期体检：定期进行泌尿系统相关的检查，及时发现和治疗潜在的问题，预防淋证的发生和发展。

👉 阳痿

阳痿（也称阳萎）是一种男性性功能障碍，即男性无法达到或维持足够的勃起来进行性行为。中医认为阳痿是由多种因素引起的，包括气滞、血瘀、肾虚等。

根据中医理论，阳痿可以分为以下几种类型：

气滞型阳痿：气滞是指气血运行不畅，导致阳痿。常见的原因包括情绪压抑、长期精神紧张、情感困扰等。治疗方面，中医会采用疏肝理气的方法，如使用柴胡、香附等草药来调节情绪，促进气血运行。

血瘀型阳痿：血瘀是指血液循环不畅，导致阳痿。常见的原因包括长期久坐不动、生活习惯不良、局部受伤等。治疗时常采用活血化瘀的方法，如使用丹参、当归等草药来改善血液循环，进一步振奋阳气。

肾虚型阳痿：肾虚是指肾脏功能衰弱，导致阳痿。常见的原因包括性生活过度、长期过度劳累、饮食不当等。治疗方面，中医会采用补肾壮阳的方法，如使用熟地黄、枸杞子等草药来补充肾精，增强性功能。

【脉象诊断】

阳痿的脉象、病因及症状见表 4-30。

表 4-30　阳痿的脉象、病因及症状

脉象	病因	症状
脉细弱	心脾受损	阳痿，精神疲倦，夜间睡眠不稳定，食欲不振，面色暗淡无光泽。舌淡红，舌苔薄白。
脉沉迟或细	命门火衰	阳痿导致性功能障碍，精力不足且精薄清冷。可能会感到头晕耳鸣，面色苍白无华，情绪低落。同时会出现腰膝酸软、畏寒和肢体冰冷的症状。舌淡红，舌苔白。
脉弦或弦细	肝郁不舒	阳痿导致性功能障碍，同时可能伴有情绪抑郁或烦躁易怒的情况。患者可能会感到胸脘不适，胁肋胀闷。食少便溏。舌淡红，苔薄白。
脉弦细	恐惧伤肾	阳痿导致性功能不振，虽能勃起但不坚硬。患者可能表现出胆怯多疑的心理状态，心跳加速且容易受到惊吓。夜间睡眠不安宁。舌淡红，苔薄腻。
脉濡数	湿热下注	阴茎无法勃起，阴囊湿润且散发出难闻的气味，下肢感觉酸痛和困乏，尿液黄赤，舌淡红或红，舌苔黄腻。

【预防调养】

☑ 养成良好的生活习惯：按规律时间作息，保证充足的睡眠；避免过度劳累和过度性生活；避免长时间久坐不动，保持适度的运动。

☑ 饮食调理方面：应保持饮食的均衡，多摄入富含维生素和矿物质的食物，高蛋白食物，如瘦肉、禽蛋和豆类、海鲜、蔬菜和水果。适量摄入有助于补肾壮阳的食物，如黑豆、黑芝麻、枸杞、山药等。

☑ 控制情绪和压力：情绪不稳定和长期的精神压力可能导致阳痿。保持良好的情绪状态，学会放松和调节情绪，可以通过运动、冥想、按摩等方式来舒缓压力。

☑ 中医草药调理：根据个人情况可以选择中医草药进行调理。常用的一些草药包括淫羊藿、补骨脂、枸杞子、熟地黄等，具体的用法和剂量需要在医生的指导下使用。

☑ 避免不良习惯：戒烟、限制酒精摄入、避免滥用药物等不良习惯对于预防阳痿也是非常重要的。

👉 遗精

遗精是指男性在没有性行为的情况下精液频繁遗泄的一种症状。中医认为遗精与劳心过度、恣情纵欲等有关。

在中医理论中，男性的生殖系统与肾脏密切相关，肾脏被视为生殖系统的主要脏器。肾脏主管生殖、生长和发育，掌控着男性的生殖能力。肾气和肾阳的充盈与稳定对于维持男性的性功能非常重要。

遗精的发生可以由以下因素引起：

肾气虚弱：中医认为肾气是维持生殖系统正常功能的重要因素，当肾气不足时，阳气无法维持足够的充盈，容易导致遗精的发生。

肾阳不足：肾阳是肾脏的温暖和活力，对于男性的性功能至关重要。如果肾阳不足，会导致阳气不足，进而导致遗精的发生。

情绪压力和精神紧张：长期的情绪压力和精神紧张会对肾脏和生殖系统产生负面影响，易导致遗精的发生。

【脉象诊断】

遗精的脉象、病因及症状见表 4-31。

表 4-31　遗精的脉象、病因及症状

脉象	病因	症状
脉细数	心肾不交	睡眠不足且做梦频繁，睡梦中会出现遗精的情况。同时伴有五心烦热的感觉，头晕目眩，精神不振，感到疲倦乏力，心神不宁，易怒善忘，口干口苦，小便短赤。舌红，苔薄黄。
脉濡数或滑数	湿热下注	经常出现遗精，或在排尿时有少量精液外流。尿液热赤且混浊，有时小便不利或自觉不畅。咽干口燥，心烦易怒，睡眠不足。口舌生疮，便溏。有时感觉胃腹部胀闷不适，恶心欲吐。舌淡红或红，苔黄腻。
脉沉细无力	肾气虚衰	经常出现滑精的情况，面色缺乏光泽。腰膝酸软无力，精神状态低落。夜间尿频，尿液清澈而排尿后仍有残留感。舌淡红，苔白。

☑ 养成良好的生活习惯：按规律时间作息，保证充足的睡眠；避免过度劳累和过度性生活；避免长时间久坐不动，保持适度的运动。

☑ 饮食调理方面：应保持饮食的均衡，多摄入富含蛋白质、维生素和矿物质的食物，如瘦肉、禽蛋、豆类、海鲜、蔬菜和水果。适量摄入有助于补肾壮阳的食物，如黑豆、黑芝麻、枸杞子、熟地黄等。

☑ 控制情绪和压力：情绪不稳定和长期的精神压力可能导致遗精。保持良好的情绪状态，学会放松和调节情绪，可以通过运动、冥想、按摩等方式来舒缓压力。

☑ 中医草药调理：根据个人情况可以选择中医草药进行调理。常用的一些草药包括淫羊藿、补骨脂、枸杞子、熟地黄等，需要在医生的指导下使用。

☑ 避免刺激性食物和饮料：避免过量摄入辛辣食物、咖啡、浓茶和酒等刺激性食物和饮料，这些会刺激肾气并导致遗精。

☑ 避免长时间的阴冷环境：避免长时间待在寒冷和潮湿的环境中，保持身体温暖。

零基础轻松学脉诊